Yoga tut Körper, Geist und Seele gut, hilft bei vielen Beschwerden und ist ideal, um morgens in die Gänge und abends zur Ruhe zu kommen. Ab jetzt müssen Sie beim Üben zu Hause nicht mehr mühsam in Büchern blättern, sondern legen einfach ein paar Karten aus. Diese bieten Anleitung und Tipps auf einen Blick. Was Sie darüber hinaus wissen sollten, finden Sie in diesem praktischen Begleitbuch. Mit den vorgeschlagenen Übungssequenzen können Sie gleich starten – und die wohltuende Wirkung genießen!

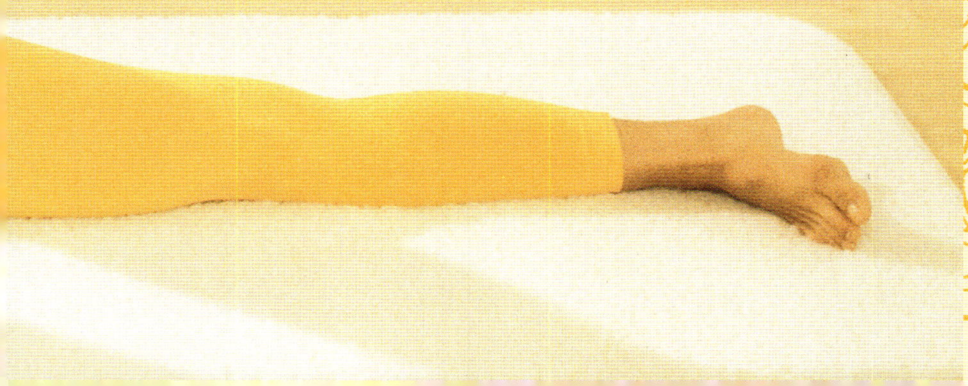

Inhalt

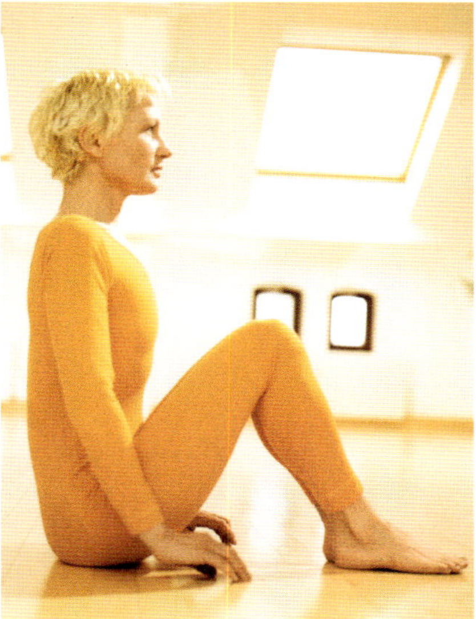

Die Karten in der Box

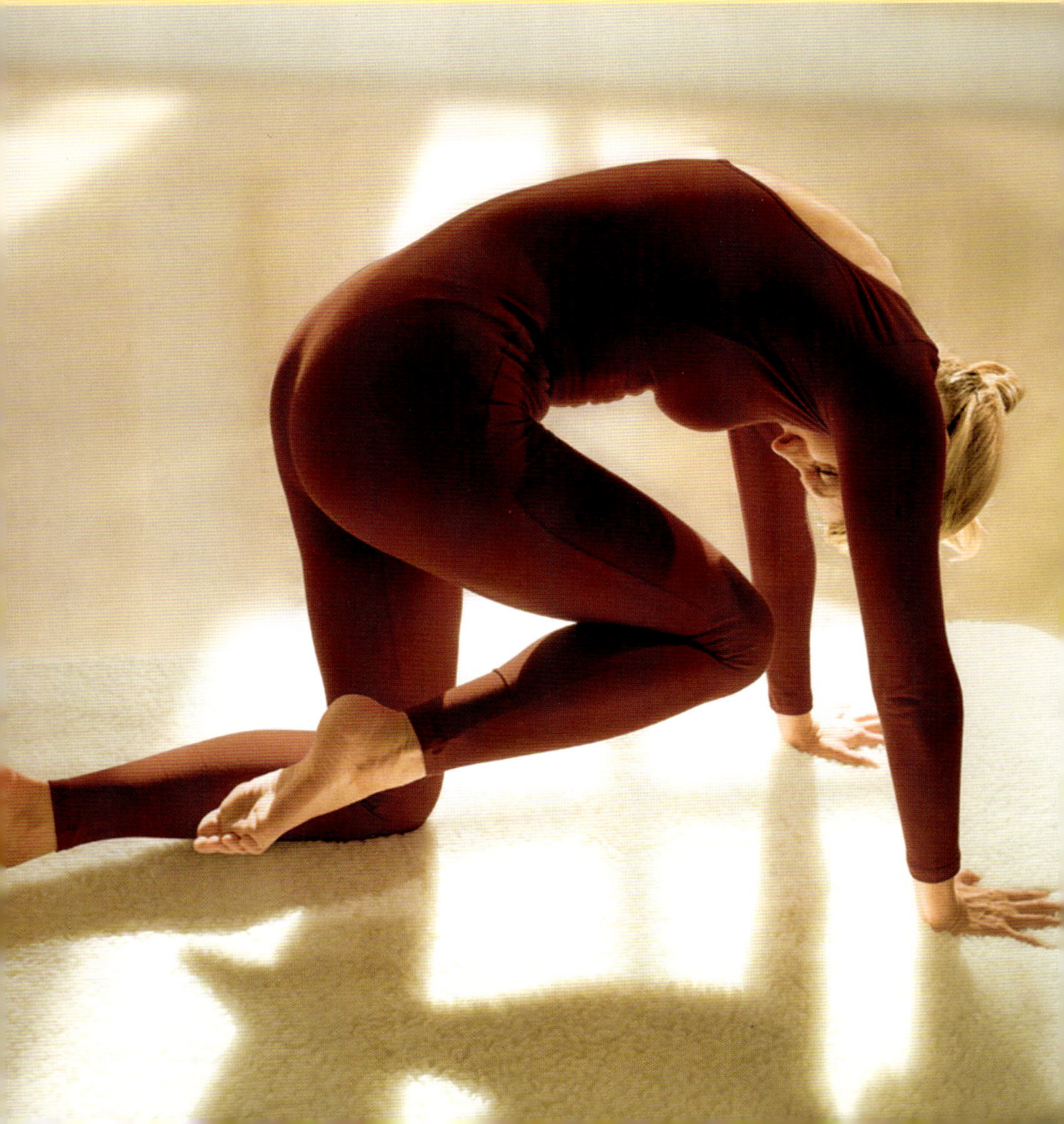

Yoga in der Box

Yoga ist eine Wissenschaft vom Menschen und ein Übungsweg, der seit mehr als dreitausend Jahren Anregungen gibt, wie wir unseren Körper, unseren Geist und den Atem miteinander in Einklang bringen können. Im Einklang heißt, dass weder der Geist den Körper, noch der Körper den Geist beherrscht.

Da jeder Mensch einzigartig ist, braucht auch jeder, der mit dem Yoga beginnt, ein auf ihn persönlich abgestimmtes Übungsprogramm.

Individuelle Yogapraxis – leicht gemacht

Wenn Sie ein Mensch sind, der viel »im Kopf ist« – sei es, weil Sie so veranlagt sind oder weil das Ihren beruflichen Anforderungen entspricht –, dann brauchen Sie ein Übungsprogramm, das hilft, Ihren Geist still werden zu lassen und Ihren Körper wieder zu spüren.

Wenn Sie – aus Veranlagung oder beruflich bedingt – immer in Bewegung sind, dann brauchen Sie ein Programm, das Ihren Körper zur Ruhe kommen lässt und Ihren Geist zentriert, so dass Sie »zu sich kommen« können.

Yoga wurde ursprünglich fast ausschließlich im Einzelunterricht geübt. Der Lehrer kannte seine Schüler über Jahre hinweg in ihrem Potenzial und ihren Bedürfnissen und gab ihnen immer wieder Übungsprogramme, die ihnen halfen, ihre Möglichkeiten und Fähigkeiten zu erweitern und ihre Schwächen zu bearbeiten. Dem kann der heutige Gruppenunterricht oft nicht gerecht werden.

Mit den Yogakarten ist es ganz einfach, sich individuelle und den aktuellen Bedürfnissen angepasste Übungsprogramme selbst zusammenzustellen.

Körper und Geist im Einklang

Bevor der Körperyoga – Hatha-Yoga genannt – ab dem 6. Jahrhundert n. Chr. entwickelt wurde, war der Yoga ein rein geistiger Übungsweg. In den alten Texten finden sich Analysen darüber, wie der Geist funktioniert und wie man ihn klären, beruhigen und ausrichten kann. Diese Texte überraschen uns heute immer wieder, denn sie zeugen von einer äußerst genauen Beobachtungsgabe und großer Menschenkenntnis, wirken modern und praxisnah.

Dreh- und Angelpunkt gemäß dieser Analysen ist unsere Geisteshaltung. Ist der Geist ruhig und geordnet, ist er mehr auf die Lösung denn auf das Problem ausgerichtet, dann wird es dem Körper gut gehen. Nichts stört dann den Ablauf seiner Rhythmen (zum Beispiel des Schlafes), nichts bewirkt Verspannung oder Erschöpfung.

Ist er dagegen unruhig und zerstreut und mehr auf die Probleme denn auf die Lösungen ausgerichtet, dann wird der Körper irritiert. Er wird sich – dem Geist folgend – anspannen und schnell ermüden. Er wird durch den Geist in seinen Rhythmen von Aktivität und Ruhe gestört werden, so dass zum Beispiel der Schlaf unruhig wird und der Körper sich nicht mehr so schnell und tief regenerieren kann.

Der spätere Hatha-Yoga ergänzt diese Klärungsprozesse perfekt durch die Körperarbeit. Man lernt durch die Beobachtung des Körpers in Bewegungsabläufen, Haltungen und Atemübungen, wie sich die eigene Geistesverfassung auf den Körper auswirkt und wie man sie durch das Üben beeinflussen kann.

Finden, was gut tut

Die meisten Menschen leben einfach von Tag zu Tag und machen sich wenig Gedanken darüber, wie sie mit sich umgehen. Erst wenn Störungen auftreten, schauen viele genauer hin, was ihnen gut tut und was ihnen schadet. Was gut tut, ist in der Regel das, was unserem Körper und Geist wieder hilft, ins Gleichgewicht zu kommen, und Einklang zwischen ihnen herstellt.

Ins Gleichgewicht kommen – durch individuelle Übungspraxis

Gleichgewicht ist nichts, was einmal erschaffen wird und dann immer bestehen bleibt. Es ist von Natur aus instabil. Jeder Tag beschert uns eine neue Tagesform. Zum einen durch die Anforderungen des Alltags, zum anderen aber auch, weil Menschen (besonders Frauen) stark eingreifenden Biorhythmen unterliegen, die sich auch durch Willenskraft (zum Glück!) nicht vollständig beherrschen lassen.

So brauchen wir immer wieder Verschiebungen des Schwerpunkts unserer Übungspraxis, um das Gleichgewicht neu zu erschaffen.

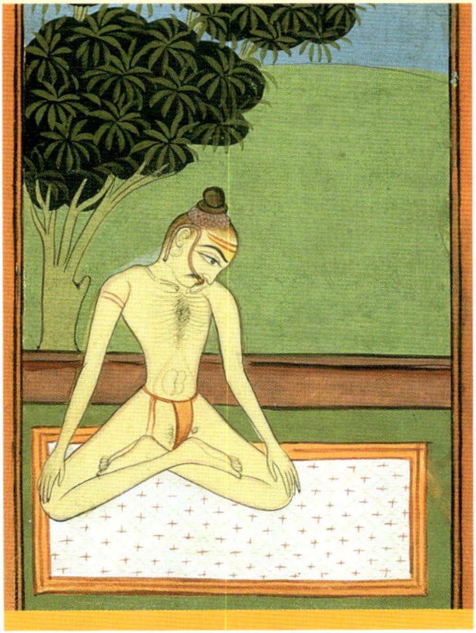

Seit langer Zeit schon hilft der Yoga, uns zu sammeln und unsere Energie zu bewahren.

Mit Yogakarten ganz flexibel

Die Yogakarten machen Ihnen diese Feinabstimmung leicht. Sie stellen sich ein Basisprogramm zusammen – und können dann je nach Bedürfnis Karten auswechseln oder ergänzen. Wenn Sie mehr Zeit haben, können Sie das Programm um einige Karten erweitern. Vielleicht werden Sie auch die eine oder andere Karte auf den Schreibtisch stellen oder Ihre momentane Lieblingsabfolge als handliches Kartenpäckchen in der Handtasche mit auf Reisen nehmen.

Um jedoch zu wissen, welches Programm Sie brauchen, sollten Sie schon etwas Yoga-Erfahrung haben. Die Karten können natürlich aus Platzgründen in den Anleitungen und Tipps niemals so genau sein wie eine Yogalehrerin oder ein Übungsbuch. Deshalb sollten Sie den größten Teil der Bewegungsabläufe und Haltungen – wie hier dargestellt oder so ähnlich – schon einmal unter Anleitung praktiziert haben.

Für Übende aller Lehrrichtungen

Der Hatha-Yoga hat sich im Laufe der Jahrhunderte in viele Traditionslinien aufgeteilt, die den Akzent der Körperarbeit ganz unterschiedlich setzen.
In diesem Kartendeck beziehe ich mich vor allem auf die Tradition des Yoga der Energie, des Vini-Yoga und des Iyengar-Yoga. Abgesehen davon sind diese Karten jedoch so »neutral«, dass sie von Übenden aller großen Hatha-Yoga-Schulen benutzt werden können.

Viel Freude beim Zusammenstellen und Üben wünscht Ihnen

Anna Trökes

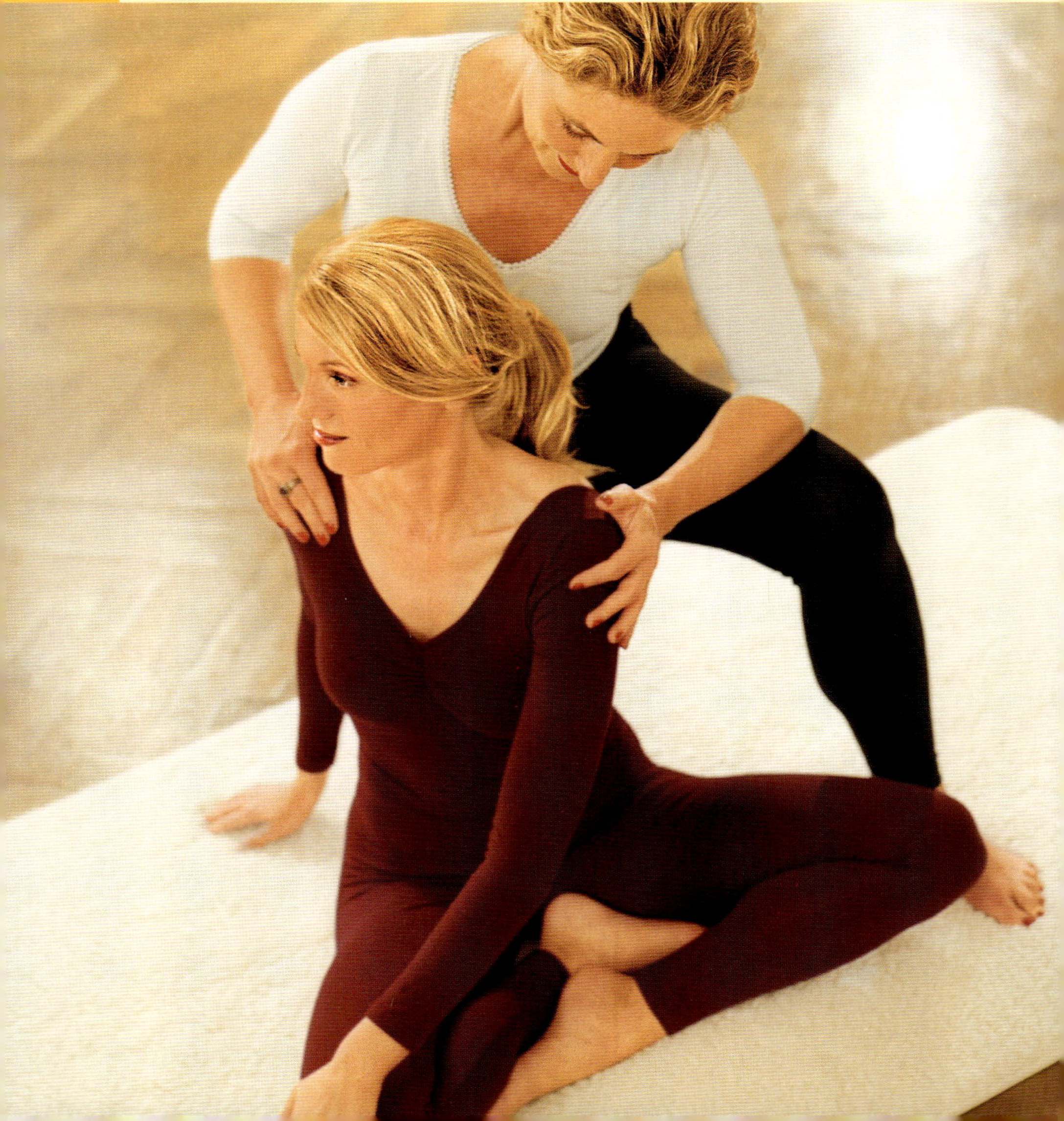

Praktische Tipps rund ums Üben

Ehe Sie die Karten mischen und Ihr erstes eigenes Programm auslegen, sollten Sie sich mit den »Spielregeln« vertraut machen. Im Folgenden finden Sie eine Reihe nützlicher Tipps rund um Ihre Übungspraxis. Lesen Sie, wann Sie am besten üben und was Sie alles dafür brauchen. Wichtig sind auch die allgemeinen Hinweise auf die Wirkungen der Yogapraxis und darauf, wann Sie nur vorsichtig – oder vielleicht auch gar nicht – üben sollten. Kurz: Hier finden Sie alle Informationen, die Sie brauchen, um sicher und effektiv zu üben.

Ein maßgeschneidertes Übungsprogramm

Sicher haben Sie in Ihrer Übungspraxis festgestellt, dass Ihr gewohntes Programm nicht immer genau Ihren Bedürfnissen entspricht. Gerne hätten Sie es mal verändert und angepasst, aber Sie wussten nicht recht, wie daraus wieder ein »rundes« Programm werden könnte.

Mit den Yogakarten können Sie nun lernen, eigene Programme zu entwickeln (mehr dazu ab Seite 32). Da jede Karte einem bestimmten Themenbereich zugeordnet ist – zum Beispiel »Hilft der Verdauung« oder »Entspannt die Muskeln« – können Sie schon mal eine Vorauswahl unter den Karten treffen.

Die Zusammenstellung der Yogakarten kann jeden Tag neu erfolgen – eben genau abgestimmt auf die Anforderungen, die dieser spezielle Tag an Sie stellt.

Vielleicht begleiten Sie aber auch gewisse Themen über einen längeren Zeitraum, etwa wenn Sie für eine bestimmte Arbeit länger als gewöhnlich am Schreibtisch sitzen müssen und merken, dass unter dem Stress Ihr Rücken anfängt zu schmerzen und sich Ihre Muskulatur verspannt. In einem solchen Fall würden Sie ein Programm mit bewährten Übungen eine Weile wiederholen und vielleicht nur einzelne Karten zur »Feinabstimmung« variieren.

Durch die Kombination der Karten können Sie auch die Übungsdauer immer wieder flexibel bestimmen, nämlich ungefähr im Takt der zwei Minuten, die Sie im Schnitt pro Übung brauchen.

Für alle Übungsstufen

Die sechzig Asanas und Bewegungsabläufe wurden so ausgewählt, dass sie ein weites Spektrum an Möglichkeiten bieten – sowohl für diejenigen, die erst ein bis zwei Kurse besucht haben und gerade mit dem Üben zu Hause ohne Lehrer/in beginnen, als auch für jene, die schon lange Yoga praktizieren und sich ein Programm aus anspruchsvolleren Haltungen zusammenstellen wollen.

Das bieten die Karten

Jede Karte leitet eine **Übung** an, außerdem eine **Variante** in einer anderen Körperhaltung oder einem unterschiedlichen Schwierigkeitsgrad. Darüber hinaus gibt es wichtige Hinweise, die Ihnen helfen, die passende Übung zu finden und Ihr Programm sinnvoll aufzubauen:

➤ **Wirkung:** Die Übungen wurden zwar jeweils bestimmten Kategorien zugeordnet, sie haben jedoch meist vielfältige Wirkungen. Lesen Sie alle Wirkungen, um die Übungen eventuell nach Ihren Bedürfnissen anders zuzuordnen.

➤ **Wann ist Vorsicht geboten?** Hier finden Sie Hinweise, wann Sie eine bestimmte Übung nur sehr achtsam üben oder auch ganz meiden sollten.

➤ **Ergänzende Übungen** helfen, ein Asana besonders gut vorzubereiten, zu ergänzen oder auszugleichen (Seite 34).

➤ **Tipps zum Üben** geben praktische Hinweise, um mögliche Schwierigkeiten schon im Vorfeld zu vermeiden.

Wann ist Vorsicht geboten?

Üben Sie besonders achtsam und wählen Sie leichtere Übungen aus, wenn Sie länger krank waren (zum Beispiel nach einer schlimmen Grippe) oder wenn Sie sehr angestrengt sind.

Wenn Sie unter sehr hohem oder sehr niedrigem Blutdruck leiden, achten Sie bitte auf die Vorsichtsregeln, die Sie auf jeder Karte finden. Dasselbe gilt auch für alle Schmerzzustände im Rücken. Klären Sie am besten mit Ihrem Arzt oder Physiotherapeuten ab, welche Yogaübungen für Sie geeignet sind und welche nicht.

Probieren Sie für sich aus, welche Übungen Ihnen während der Regelblutung gut tun und welche Sie meiden sollten. In der Schwangerschaft gönnen Sie sich einen Spezialkurs zur Geburtsvorbereitung, damit Sie wirklich sicher sein können, das Ihrem Zustand Angemessene zu üben.

Bedenken Sie bitte immer, dass die Yogaübungen nicht geeignet sind, ernsthafte gesundheitliche Probleme zu kurieren.

Sie sollten nicht üben, ...

... wenn Sie unter einer akuten Infektion oder Entzündung leiden, akute Schmerzen oder Rückenprobleme (auch Hexenschuss!) haben oder sich anderweitig krank fühlen. Achten Sie grundsätzlich immer auf die Vorsichtsregeln!

Lassen Sie – wenigstens zeitweise – Übungen weg, wenn Sie merken, dass sie einen Schmerz bewirken oder verschlimmern (zum Beispiel Vorbeugen, wenn Sie Kopfschmerzen haben). Manchmal hilft Schonung mehr als das beste Üben!

So üben Sie richtig

Die beste Zeit zum Üben

Grundsätzlich ist jede Zeit des Tages geeignet, um Yoga zu üben. Beachten Sie jedoch Folgendes bei der Auswahl Ihrer Übungszeit:

➤ Seit der letzten größeren Mahlzeit sollten mindestens zwei Stunden vergangen sein. Nehmen Sie direkt vor dem Üben weder Kaffee noch Tee oder größere Mengen Flüssigkeit zu sich.

➤ Richten Sie es so ein, dass Sie mindestens 15 bis 20 Minuten völlig ungestört sein können (stellen Sie also unbedingt das Telefon und Ihr Handy ab).

➤ Üben Sie morgens noch vor dem Frühstück, wenn Sie einen Kick brauchen, um gut in den Tag zu starten.

➤ Üben Sie abends, wenn Sie Mühe haben, nach der Arbeit abzuschalten, oder wenn Ihnen vom vielen Sitzen alles weh tut. Direkt vor dem Schlafengehen können einige Asanas helfen, besser einzuschlafen.

Auf Seite 32 finden Sie Tipps, wie Sie Ihre Übungsprogramme den Tageszeiten gemäß zusammenstellen können. Bei den Programmen ab Seite 38 wird auf die jeweilige Eignung hingewiesen.

So üben Sie am effektivsten

Sicher haben Sie ein Ziel vor Augen, wenn Sie mit dem Üben von Yogahaltungen beginnen: Sie wollen vielleicht beweglicher oder kräftiger werden oder sich besser entspannen lernen.

➤ Ist es Ihr Ziel, mit Hilfe der Bewegungsabläufe und Asanas Muskulatur aufzubauen, dann üben Sie am effektivsten, wenn Sie so intensiv (und dennoch gelöst) wie möglich herangehen – so dass Sie nach wenigen Wiederholungen aufhören müssen. Ein solches Übungsprogramm sollten Sie zwei- bis dreimal in der Woche wiederholen, und zwar immer so, dass mindestens 48 Stunden Abstand zwischen den Übungen liegen. Das brauchen die Muskeln während des Aufbaus, um sich zu regenerieren.

➤ Alle Übungen, die nicht speziell kräftigend sind, können Sie auch täglich wiederholen.

➤ Bleiben Sie an dem Programm, das Sie sich zusammenstellen, immer einige Wochen dran, damit Sie erfahren können, wie es wirkt, und damit es sich vertiefen kann. Es ist dann Ihr Basisprogramm, das Sie entsprechend Ihren Bedürfnissen variieren werden.

Das brauchen Sie

➤ Tragen Sie bequeme Übungskleidung, die Sie nicht einengt (BH, Hosenbund, Gürtel …) und die Sie entsprechend der Temperatur variieren können. Am besten geeignet sind Übungsanzüge beziehungsweise anliegende Hosen und Tops und ein Sweatshirt. Halten Sie Socken bereit, wenn Sie schnell kalte Füße bekommen.

➤ Je nach Übung brauchen Sie eine warme, bequeme Yogamatte oder eine rutschfeste Matte. Es empfiehlt sich auf jeden Fall, beides anzuschaffen. Yogamatten gibt es in vielen Größen, dünne rutschfeste Matten in vielen Farben und Stärken (einen Herstellernachweis finden Sie auf Seite 47).

➤ Für die Übungen im Sitzen (auf dem Boden) brauchen Sie ein Meditationskissen oder Sitzbänkchen. Wählen Sie das Bänkchen, wenn Sie Knieprobleme oder Durchblutungsstörungen in den Beinen haben.

➤ Für die Entspannungsübungen brauchen Sie eventuell ein flaches Kissen und eine leichte, warme Decke.

➤ Die Ausrüstung wird etwa 100 Euro kosten und hält viele Jahre.

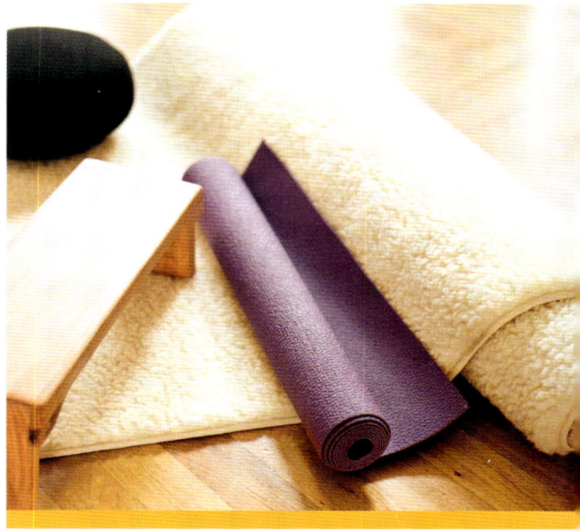

Sitzkissen, -bänkchen und Yogamatten: Richtige Utensilien erleichtern das Üben.

➤ Finden Sie einen Platz in Ihrer Wohnung, an dem Sie sich wirklich wohl fühlen. Erklären Sie ihn zu Ihrem Übungsplatz – der nur Ihnen gehört. Gestalten Sie ihn so, dass er Sie erfreut. Blumen, Bilder, Kerzen, Räucherstäbchen, eine schöne Beleuchtung, vielleicht sogar eine kleine Musikanlage für Übungs- oder Meditations-CDs werden Sie einladen, diesen Platz regelmäßig aufzusuchen, um sich dort zu regenerieren und aufzutanken.

So üben Sie richtig

Gönnen Sie sich einen guten Yogaunterricht

Das Üben mit den Yogakarten hat den Vorteil, dass Sie sich das Programm zusammenstellen können, das gerade Ihren Bedürfnissen entspricht. Gönnen Sie sich dennoch auch Yogaunterricht, denn in einer Gruppe fällt einem manches leichter.

Es ist erwiesen, dass die meisten Menschen unterstützt durch die Gruppenenergie länger in Haltungen bleiben oder Übungen öfter wiederholen, also intensiver üben.

Die Intensität wird auch dadurch gesteigert, dass der/die Yogalehrer/in die Übungen, Wiederholungen, Ruhephasen ansagt. Man braucht also nicht selbst daran zu denken, sondern kann sich ganz dem Unterricht und dem Erleben hingeben.

Der wesentliche Vorteil des Übens mit Lehrer/in besteht jedoch darin, dass er/sie uns Rückmeldung zu unserem Tun geben kann und uns gegebenenfalls korrigieren wird. Es ist leider unvermeidlich, dass sich beim Üben immer wieder Ungenauigkeiten und sogar Fehler einschleichen.

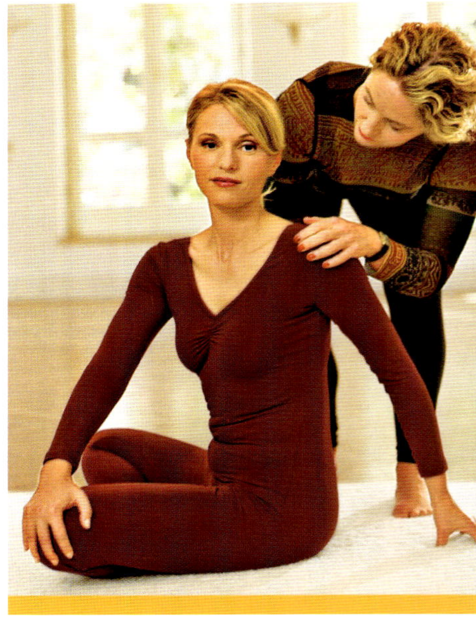

Ein guter Yogaunterricht macht das Üben intensiver, genauer und damit effektiver.

Unsere Eigenwahrnehmung entspricht oft nicht der Wirklichkeit

Unsere Eigenwahrnehmung ist geprägt von den Bewegungs- und Haltungsmustern, die wir im Laufe unseres Lebens entwickeln. Haben wir uns zum Beispiel angewöhnt, die Füße im Stand leicht nach außen zu drehen, dann wird es uns bei der Anweisung »Füße parallel« vielleicht so gehen: Objektiv stellen wir die Füße parallel – es fühlt sich jedoch so an, als seien sie etwas einwärts gedreht. Wenn uns niemand korrigiert, werden wir die Füße immer wieder auswärts drehen, wenn wir sie – zum Beispiel in der Schulterbrücke – nicht sehen können und wir uns ganz auf unser Körpergefühl verlassen müssen.

Anleitung, das eigene Potenzial zu entfalten

Yogalehrer sind ausgebildet, uns in unseren Strukturen zu erkennen und uns zu helfen, unser Potenzial mithilfe der vielfältigen Techniken des Yoga zu entfalten. Sie können uns unabhängig von unserem eigenen Ehrgeiz – oder unserer Zaghaftigkeit – sagen, wann wir vorsichtiger oder intensiver üben sollten. Sie wissen, wo einem im Üben normalerweise die inneren Schweinehunde auflauern und wie man ihnen begegnet.

➤ Idealerweise gehen Sie einmal in der Woche in einen Gruppenunterricht und üben ein- bis zweimal zu Hause. Vielleicht ist Ihr/e Yogalehrer/in auch bereit, in einer Einzelstunde mit Hilfe der Karten ein Programm zu entwerfen, das ganz genau auf Ihre Bedürfnisse zugeschnitten ist. Fragen Sie ihn/sie danach, wenn Sie das Gefühl haben, dass keines der in diesem Buch vorgeschlagenen Programme das Richtige für Sie ist, oder wenn Sie spezielle Anliegen und Fragen haben.

Wie findet man gute Yogalehrer?

Achten Sie grundsätzlich immer darauf, dass der/die Lehrer/in, dem/der Sie sich anvertrauen, eine umfassende langjährige Ausbildung (3 bis 4 Jahre) abgeschlossen hat. Scheuen Sie sich nicht, nach der Form der Ausbildung zu fragen. Nur wirklich kompetente Anleitung führt zu sicherem Üben. Darüber hinaus muss natürlich »die Chemie stimmen«, das heißt, Sie sollten sich bei ihr/ihm wohlfühlen und Vertrauen in die Kompetenz und Urteilsfähigkeit entwickeln können.

Da es sehr viele unterschiedliche Yogatraditionen und Unterrichtsstile gibt, bedarf es vielleicht einiger Versuche, bis Sie den Unterricht gefunden haben, der Ihnen wirklich zusagt. Fragen Sie nach kostenlosen Probestunden. Weitere Hinweise und Adressen finden Sie auf Seite 47.

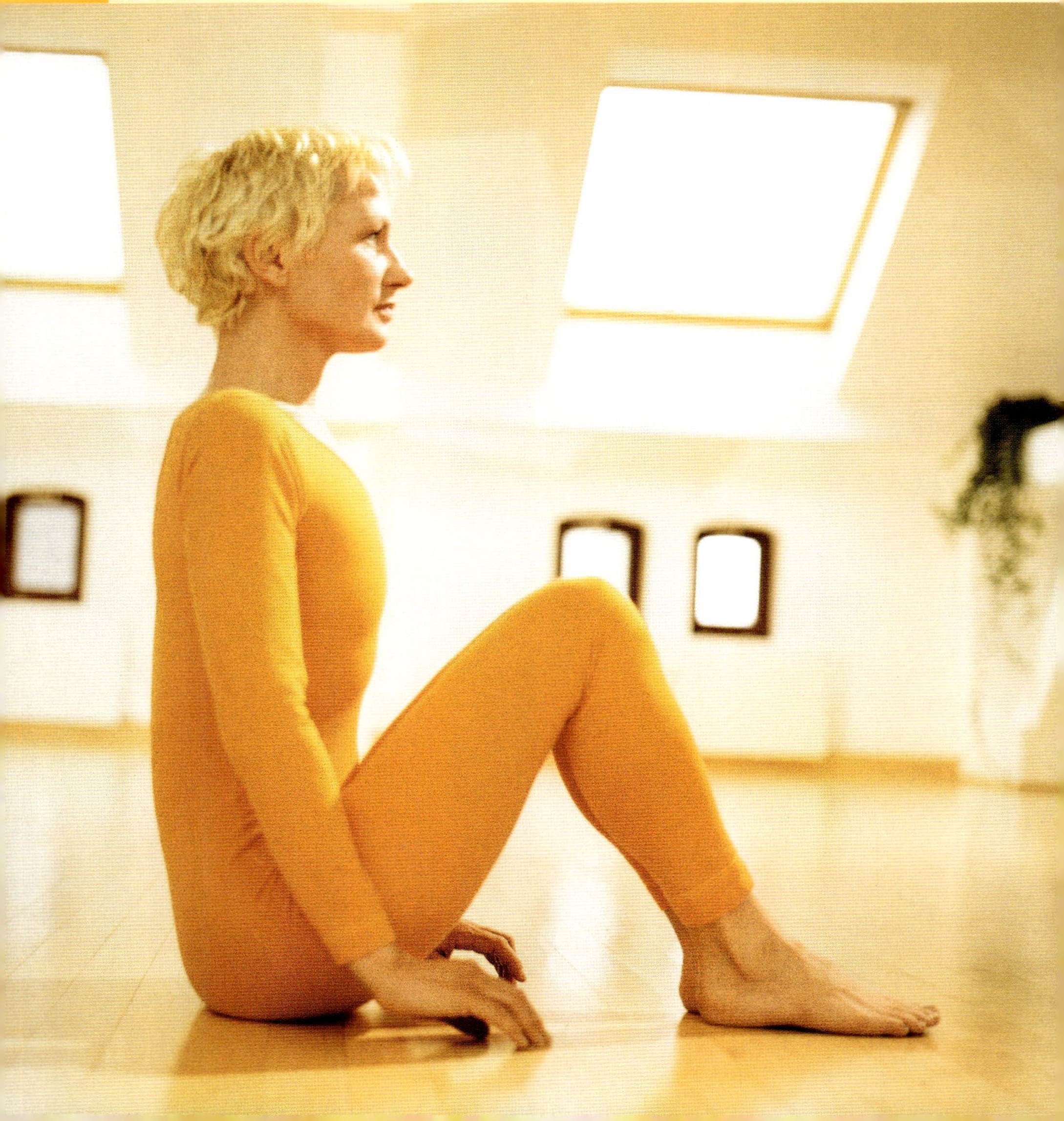

Die Grundlagen des Übens

Die Anleitungen auf den Karten sind aus Platzgründen kurz und bündig und setzen Verschiedenes voraus. Sie erfahren deshalb hier alles, was Sie wissen sollten, um die Yogahaltungen genau und wirkungsvoll ausführen zu können: angefangen bei den Grundbegriffen über die Atmung bis zu den Übergängen zwischen den Übungen. Außerdem finden Sie eine kurze Einführung in die Themen Beckenboden und Rückenschule. Kurz – alles Wesentliche, worauf Sie im Verlauf Ihrer Übungspraxis immer wieder zurückgreifen werden.

Grundbegriffe in den Anleitungen

In den Übungsanleitungen werden immer wieder bestimmte Begriffe auftauchen, die speziell auf die Yogapraxis bezogen sind. Die folgende Übersicht soll Ihnen helfen, diese Begriffe von Anfang an richtig umzusetzen.

➤ *Asana:* Yogahaltung. Fachbegriff in der altindischen Sprache Sanskrit.

➤ *Mobilisation:* Blockierte Gelenke wieder beweglich und Muskeln wieder dehnfähig machen.

➤ *Kontraktion/kontrahieren:* Anspannen eines Muskels oder einer Muskelgruppe.

➤ *Beckenboden kontrahieren:* Anspannen der Muskelschichten des Beckenbodens (Seite 21). Am einfachsten geht es, wenn Sie die Schließmuskeln des Afters und der Harnröhre (Frauen auch die der Scheide) zusammenziehen. Dabei entsteht das Gefühl, dass sich der Beckenboden hebt beziehungsweise nach innen zieht. Die großen Gesäßmuskeln bleiben entspannt! Jedoch werden kleine Muskeln am Übergang von den Pobacken zu den Oberschenkeln immer mitkontrahiert, so dass sich der ganze Po etwas hebt. Außerdem wird sich die Bauchdecke im Bereich des Schamdreiecks etwas einziehen. Der Nabelbereich jedoch bleibt entspannt.

➤ *Gesäßmuskeln nach hinten und außen ziehen:* Greifen Sie nacheinander mit den Händen an die Gesäßmuskeln, und ziehen Sie diese nach hinten und außen. Dadurch ziehen Sie die Muskeln unter den Sitzbeinhöckern weg und erleichtern die Aufrichtung des Beckens.

➤ *Füße parallel:* Die Linien von der Mitte der Fußgelenke nach vorn zum Raum zwischen dem zweiten und dritten Zeh sind zueinander parallel. Diese Anweisung bitte unbedingt beachten, denn die Stellung der Füße hat große Auswirkungen auf die Knie!

➤ *Hüftgelenkbreit:* Abstand zwischen den parallel stehenden Füßen. »Faustregel«: Zwischen die Großzehenballen sollte gerade eben Ihre Faust passen. Dann entsteht in der Lotrechten eine Linie von den Hüftgelenken, durch die Mitte der Knie und Fußgelenke bis zwischen den zweiten und dritten Zeh. [1]

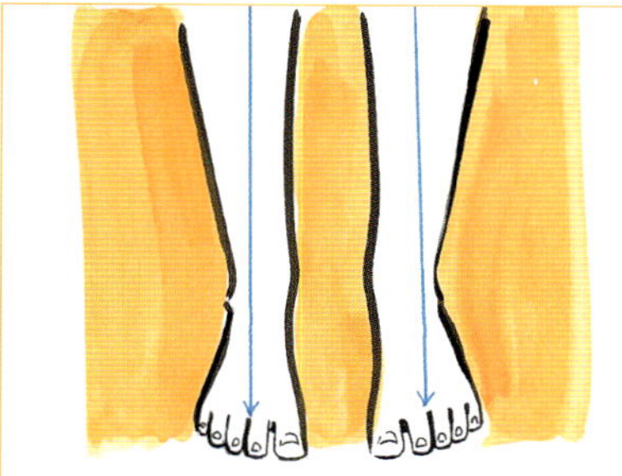
1

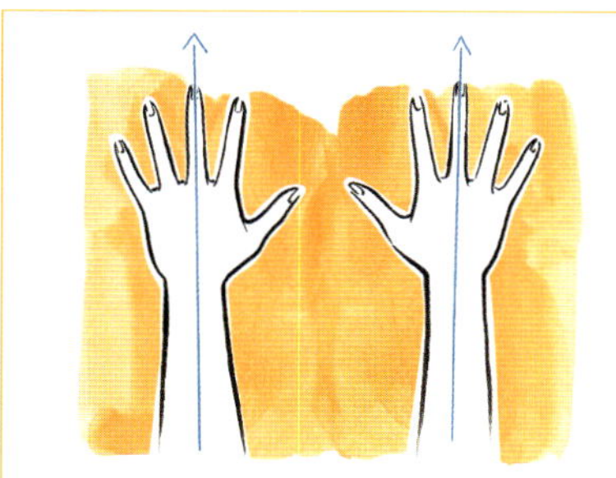
2

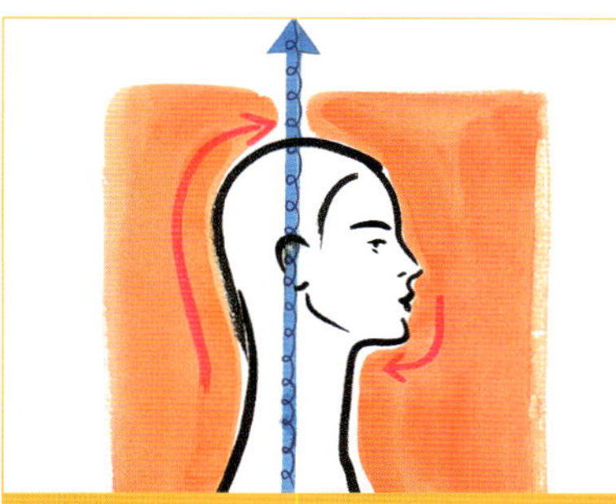
3

➤ *Schultergelenkbreit:* Im Vierfüßlerstand der Abstand der Hände zueinander. Die Handgelenke befinden sich direkt unterhalb der Schultergelenke und die Arme stehen parallel nebeneinander.

➤ *Hände parallel:* Die Finger sind gerade nach vorn ausgerichtet (in der Regel gespreizt), die Mittelfinger parallel. [2]

➤ *Langer Nacken:* Der Kopf strebt mit der Schädelbasis nach hinten und oben, der Kehlbereich bleibt weit und frei. [3]

➤ *Nackenmuskeln entspannen:* Lösen Sie zuerst alle Spannung im Mund. Lassen Sie den Mundraum weit werden, den Unterkiefer hängen und die Zunge schwer auf den Mundboden sinken.

➤ *Hineinatmen:* Den Einatem in einen angespannten oder angestrengten Körperbereich hineinfließen lassen – und mit dem Ausatem die Spannung lösen. Mehr zum Atmen ab Seite 26.

➤ *Nachspüren:* Eine Übung nachwirken lassen, um in Ruhe wahrzunehmen, was sich durch sie in Körper, Atem und Geist verändert hat.

Was dem Rücken gut tut

Im Gegensatz zu den meisten traditionellen indischen Yogaschulen orientiert sich der Yoga im Westen stark an den Bedürfnissen und den körperlichen Voraussetzungen der Übenden.

Unsere westliche Kultur ist gekennzeichnet durch akuten Bewegungsmangel. Man könnte sie sogar als »Sitzkultur« bezeichnen. Bei vielen Menschen sind bestimmte Muskeln verkürzt und andere geschwächt, und die Beweglichkeit in den großen Gelenken kann allgemein eingeschränkt sein. Eine sinnvolle Yogapraxis muss diese Voraussetzungen berücksichtigen.

Yoga und Rückenschule

Die »Rückenschule«, ein Verhaltens- und Haltungstraining gegen Rückenbeschwerden, hat in den letzten Jahren mit ihren Erkenntnissen prägend auf die Yogapraxis gewirkt. Das Üben sollte demnach heutzutage bestimmten methodischen und pädagogischen Grundsätzen folgen. Dadurch wird die Verletzungsgefahr vermindert, denn Yogahaltungen können – falsch geübt – durchaus auch Schaden anrichten (zum Beispiel Zerrungen, Überdehnungen).

Sanftes, achtsames Üben

Bestimmte Yogahaltungen werden heute kritisch betrachtet. Das gilt vor allem für starke Dehnungen (zum Beispiel der Nackenmuskeln im »Pflug« oder des unteren Rückens in der »Vorbeuge über beide Beine«), für starke Kontraktionen (zum Beispiel in intensiven Rückbeugen wie »Bogen« oder »Kamel«) und für Drehungen (wie im »Drehsitz«).

➤ Zum methodischen und achtsamen Üben gehört, dass man vor anspruchsvolleren Körperhaltungen vorbereitende Übungen auswählt – gewissermaßen als Warming-up –, die zu den Haltungen hinführen, und dass man im Anschluss (fast) immer eine Ausgleichshaltung einnimmt (Seite 34).

Spielraum und Grenzen wahren

➤ Ein weiteres wichtiges Prinzip der Rückenschule: Besonders bewegliche Teile des Rückens sollen nicht »bis zum Anschlag« vor- oder rückgebeugt werden, vielmehr sollte immer ein Spielraum bleiben. Gerade sehr bewegliche Menschen fühlen sich oft zum Yoga hingezogen. Sie sollten weniger in die Beweglichkeit hineingehen, sondern eher Übungen wählen, die ihre Muskulatur stärken, damit sie Halt in ihrer Beweglichkeit finden.

➤ Nicht so bewegliche, »steife« Menschen sollten immer langsam üben und ihre momentanen Grenzen akzeptieren. Diese lassen sich durch eine regelmäßige und achtsame Yogapraxis langsam (!) ausdehnen. Ganz wichtig ist es, nichts erzwingen zu wollen, denn im modernen Yoga steht der Mensch im Mittelpunkt. Das bedeutet, dass sich das Üben dem Menschen anzupassen hat und nicht umgekehrt.

Hilfe bei Rückenbeschwerden

Erwiesenermaßen hilft eine angemessene und dem Einzelnen angepasste Yogapraxis gut gegen Rückenbeschwerden, vor allem wenn Haltungsschäden und Verspannungen die Ursache sind. Dennoch kann der Yoga nicht »alles richten«.

➤ Klären Sie bei ernsthaften und chronischen Beschwerden unbedingt mit Ihrem Arzt und/oder Physiotherapeuten ab, was Sie üben können und was Sie üben sollten.

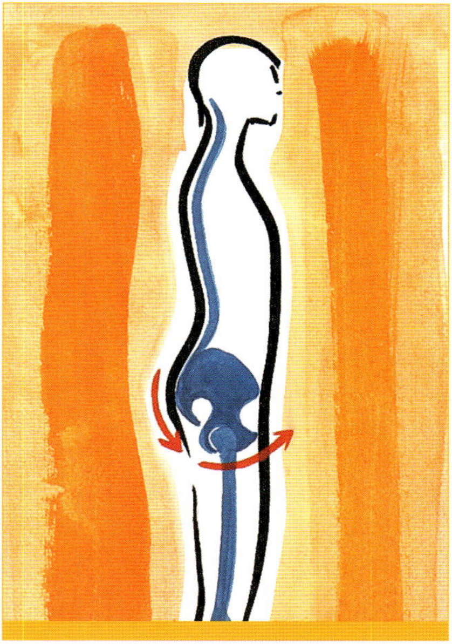

Durch Kontraktion des Beckenbodens richtet sich das Becken auf, der untere Rücken wird lang und damit stark entlastet.

Basis Beckenboden

Wie wir unsere Wirbelsäule aufrichten können, hängt weitgehend von der Stellung des Beckens ab, das ihre Basis bildet. Kippt das Becken im Stand vor, geht die Lendenwirbelsäule ins Hohlkreuz; sinkt es im Sitz nach hinten, dann rundet sich der Rücken.

Was dem Rücken gut tut

Die wichtigsten Muskeln, die das Becken aufrichten, bilden auch seine Basis: die drei Muskelschichten des Beckenbodens.

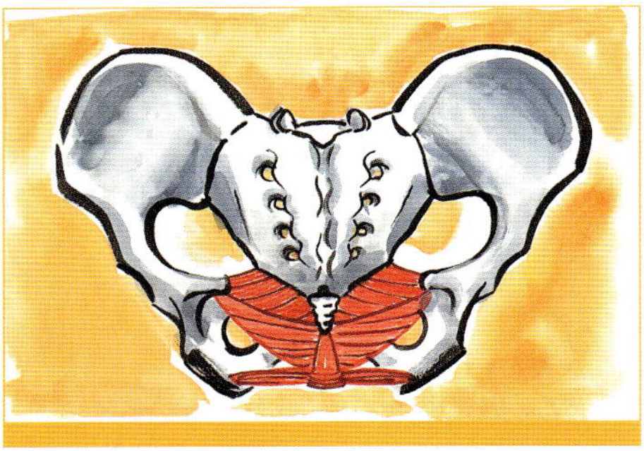

Die Muskeln des Beckenbodens sind so angeordnet, dass sie die untere Öffnung des knöchernen Beckenrings sicher und dennoch elastisch verschließen können.
Die äußerste Schicht legt sich wie eine langgezogene Acht von vorn nach hinten zwischen Schambein und Steißbein um die Öffnungen für After, Harnröhre und bei Frauen um die Scheide.
Die mittlere Schicht breitet sich quer zwischen den Schambeinästen aus und verbindet die Sitzbeinhöcker.
Die tiefste Schicht bildet in Form einer muskulären Schale den eigentlichen Beckenboden (auch Zwerchfell des Beckens genannt).

Mithilfe des Beckenbodens das Becken aufrichten

Das Becken ist weniger fest und stabil, als es aussieht. Seine größte Beweglichkeit hat es dort, wo es sich mit der Wirbelsäule kreuzt: in den Kreuzbein-Darmbein-Gelenken. Innerhalb des Beckenrings kann das Kreuzbein in diesen Gelenken nach unten und innen sinken (Hohlkreuz) oder aufgerichtet werden (Aufrichtung des unteren Rückens).

Die Fasern der innersten und der äußersten Muskelschicht des Beckenbodens setzen am Steißbein an, der Verlängerung des Kreuzbeins ins Becken hinein: Dadurch wirken sich Spannkraft bzw. Kontraktionen dieser Muskeln auf die Stellung des Kreuzbeins aus. Werden sie kontrahiert, wird ein dehnender Zug auf das Steißbein, das Kreuzbein und die untere Wirbelsäule ausgeübt – dadurch richten sich das Becken und die Lendenwirbelsäule auf. Fehlt dieser dehnende Zug in Form einer ständig wirkenden Spannkraft, dann kippt das Becken nach vorn ins Hohlkreuz.

In vielen Yogahaltungen wird über den Verlauf der Muskulatur so auf das Becken und den unteren Rücken eingewirkt, dass die Wirbelsäule bauchwärts nach innen gezogen wird. Das ist zum Beispiel der Fall, wenn Sie im Stand oder Fersensitz die Arme heben, in eine Grätsche gehen, in die Rückbeuge kommen oder wenn Sie aus der Bauchlage den Oberkörper oder die Beine heben.

In all diesen Fällen verhindert die Aktivierung der Muskeln des Beckenbodens, dass der untere Rücken gestaucht wird und Bandscheiben und Nerven unter Druck geraten.

Die gesamte Haltung verbessern

Die innerste Schicht des Beckenbodens ist ganz eng »verschaltet« mit einigen Muskeln, die die Beine in den Hüftgelenken nach außen drehen. So bewirkt die Spannkraft des Beckenbodens, dass die Oberschenkel sich nicht einwärts drehen, was zu X-Beinen und Knick-Senk-Füßen führt. Gerade im aufrechten Stand und in allen Standhaltungen ist somit der Einsatz des Beckenbodens unverzichtbar für den Aufbau der Haltung von den Füßen her.

Unterstützend wirkt dabei der Druck der Außenkanten der Fersen gegen den Boden. Er bewirkt, dass der Beckenboden aktiviert wird, und vermindert die aktive Muskelarbeit.

Eine neue Erfahrung

Obwohl die Beschäftigung mit dem Beckenboden zunehmend »in Mode« kommt, ist es dennoch gerade in Yogakreisen noch nicht üblich, ihn gezielt beim Üben einzusetzen. So muss man erst einmal lernen, ungewohnte Muskeln zu benutzen und sie dann gleichzeitig mit den Yogahaltungen zu kontrahieren und die Spannung zu halten.

Das braucht Zeit, Geduld und Konzentration. Üben Sie immer wieder, auch wenn es Ihnen zu Beginn etwas viel erscheint. Ihr Rücken wird es Ihnen danken. Und schließlich ist das Anspannen des Afterschließmuskels – »Mula bandha« genannt – eine der wichtigsten Energieübungen des Hatha-Yoga!

Mula bandha

➤ Kontrahieren Sie die Beckenbodenmuskulatur am Ende der Einatmung. Halten Sie die Kontraktion ruhig atmend so lange, wie Sie in einer Haltung verweilen. Lösen Sie sie, wenn Sie die Haltung verlassen, sobald kein Druck mehr auf den Lendenbereich ausgeübt wird.

Die Haltungen wechseln

Yoga zu üben bedeutet, das eigene Tun immer bewusster werden zu lassen, um Bewegungs- und Haltungsmuster zu erkennen und vor allem zu erfahren, welche Bewegungen und Haltungen dem Körper Wohlbefinden schenken und welche zu Anspannung und Schmerz führen.

Yoga schult die achtsame Bewegung

Unser Körper schätzt es, wenn wir uns achtsam und fließend bewegen. Was er nicht mag, ist alles, was ruckhaft oder zu kontrolliert (festgehalten) ist. Der große Bewegungspädagoge Moshe Feldenkrais hat einmal gesagt, eine gute Bewegung sei eine, die man jederzeit anhalten könne – etwa wenn man merkt, dass sie einem nicht gut tut.

Dieses Prinzip ist im Yoga vor allem in den Übergängen von einer Haltung in die andere wichtig, zum Beispiel wenn Sie vom Sitz in die Rückenlage kommen wollen (oder umgekehrt), vom Sitz in den Stand (oder umgekehrt) und so weiter.

Bewusste Übergänge schaffen

➤ Wenn Sie **vom Sitz in die Rückenlage** kommen wollen, achten Sie darauf, Ihren Rücken so fließend wie möglich abzurollen. Sie können dazu im Langsitz ein Bein anbeugen, die Hände gefaltet um das Knie legen und sich langsam nach hinten abrollen. [1] Dabei wirkt das Gewicht der Beine dem des Rumpfes entgegen, so dass es möglich wird, wirklich einen Wirbel nach dem anderen abzulegen. Das ausgestreckte Bein kann auch etwas gehoben werden, wenn das Abrollen dadurch leichter wird.

Wenn die Muskeln Ihres unteren Rückens verspannt sind, werden Sie das Gefühl haben, dass Sie diesen Bereich nur im Ganzen ablegen können. Üben Sie in diesem Fall immer wieder den Schulterbrücken-Ablauf (Karte 5), um im unteren Rücken durchlässiger und geschmeidiger zu werden.

➤ Wenn Sie **von der Rückenlage in den Sitz** kommen wollen, geht das am einfachsten so: In der Rückenlage mit ausgestreckten Beinen schieben Sie die Hände unter die Taille, Handflächen auf dem Boden, und drücken sich mit der Kraft der Unterarme und Hände vom

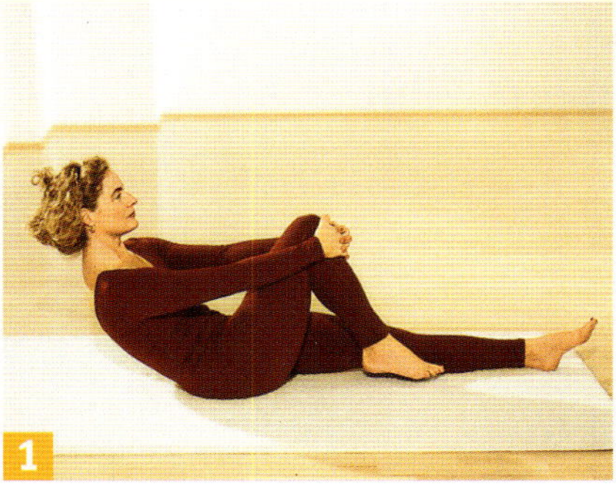

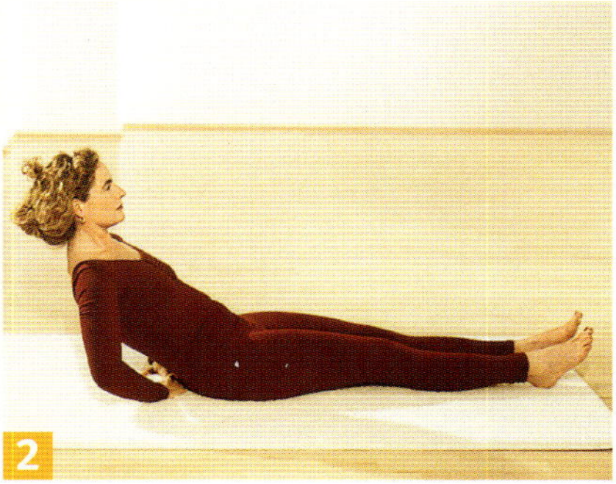

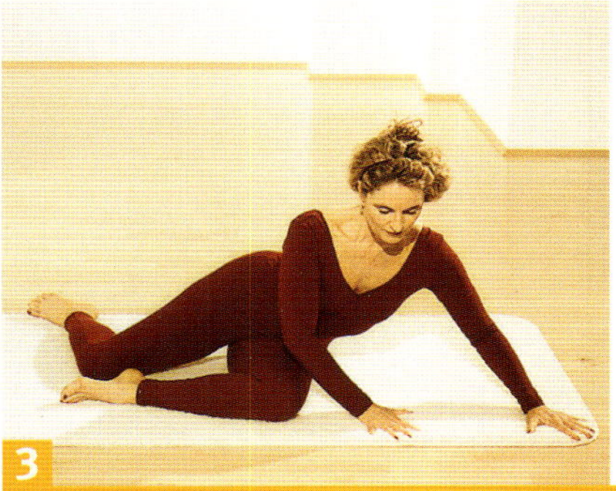

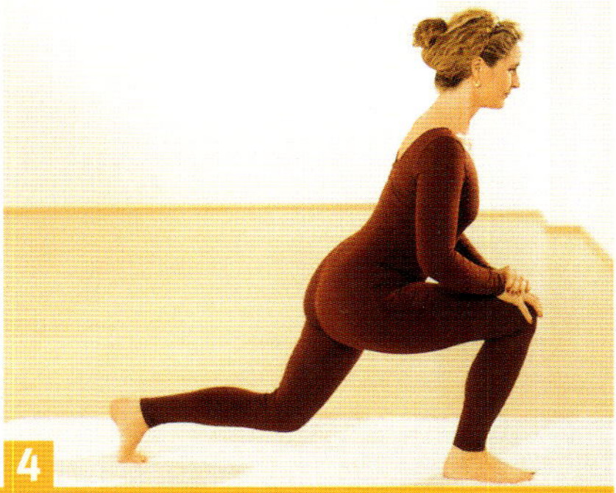

Boden weg. [2] So kommt der Rumpf zumeist mühelos in die Vertikale.

Wenn Ihr Rücken (zur Zeit) sehr empfindlich ist, dann winkeln Sie in der Rückenlage ein Bein nach dem anderen an und rollen sich auf die linke Seite. Drücken Sie sich mit dem rechten Arm hoch und führen Sie gleichzeitig Ihren Rumpf nach vorn. [3]

Umgekehrt können Sie so auch vom Sitz in die Rückenlage kommen.

➤ **Über den Kniestand aufstehen:** Legen Sie im Sitzen die angewinkelten Beine seitlich ab, und kommen Sie hoch in den Kniestand. Stellen Sie den rechten Fuß etwa 40 cm entfernt auf. Legen Sie beide Hände über Kreuz auf das rechte Knie, und stellen Sie die Zehen des linken Fußes auf. [4] Drücken Sie sich mit der Kraft des hinteren Beines und der Arme hoch in den Stand, und holen Sie das hintere Bein heran.

Atem und Bewegung verbinden

Die Yogapraxis unterscheidet sich von vielen anderen Formen der Körperarbeit durch die ständige bewusste Einbeziehung des Atems. So ist mit das Erste, was man in einem Yogakurs lernt, auf das Atmen zu achten: wann es möglich ist, den Atem fließen zu lassen, und wann man ihn anhält. Als Nächstes lernt man, bei allen Übungen und in allen Haltungen ruhig und tief weiterzuatmen.

Vielleicht haben Sie bei dieser Gelegenheit entdeckt, dass Sie die Luft anhalten, wenn Sie sich sehr konzentrieren oder zu sehr anstrengen. Damit wird der Atem auch zum Gradmesser des Übens. Solange er strömt, stimmt der Grad des Bemühens. Stockt er, stimmt irgend etwas nicht.

➤ Lernen Sie als Nächstes, vor allem in Bewegungsabläufen und wenn Sie eine Haltung einnehmen oder verlassen, diese Bewegung mit Ihrer Atmung zu verbinden. Lassen Sie dabei Ihren Atem den Rhythmus bestimmen, so dass Sie sich ihm entsprechend langsamer oder aber schneller bewegen.

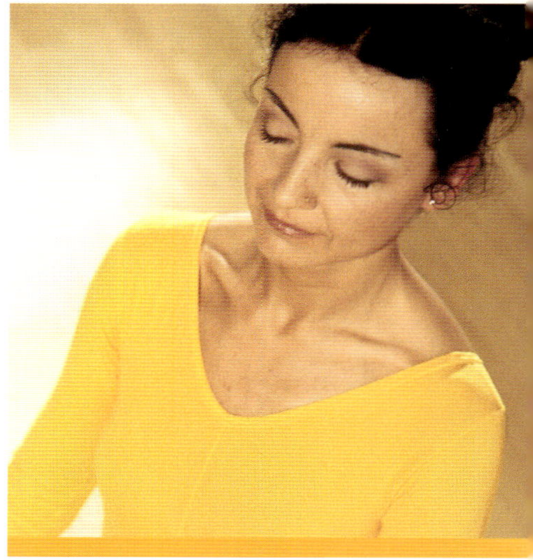

Atmen Sie während des Übens ruhig und tief in Ihrem natürlichen Rhythmus.

Finden Sie Ihren eigenen Atemrhythmus

Unser Atemrhythmus wird vom Atemzentrum in der Tiefe des Gehirns automatisch gesteuert und immer wieder neu unseren Bedürfnissen angepasst. Deswegen brauchen Sie nicht bewusst tiefer zu atmen, wenn Sie zum Beispiel eine schnelle Bewegung machen oder ein anspruchsvolles Yoga-Asana halten – Ihr Atemzentrum kümmert sich schon selbst darum.

Jeder Mensch hat außerdem seinen eigenen Atemrhythmus. Er hängt einerseits damit zusammen, wie aufrecht wir uns halten und wie beweglich der Brustkorb ist. Andererseits bestimmen unser Geisteszustand und unsere seelische Verfassung, ob wir eher tief oder flach, schnell oder langsam atmen.

➤ Beobachten Sie Ihren Atem und lernen Sie Ihre persönlichen Atemmuster kennen. Werden Sie sich bewusst, welche Atemform Sie am besten »nährt« und mit welcher Sie an Energie und Kraft verlieren.

Yoga und Atemtyp

Bis jetzt war es in den Yogaübungsbüchern üblich, genau anzugeben, wann Sie einatmen und wann Sie ausatmen sollten. Um ein Beispiel zu wählen: einatmen, wenn man den Oberkörper hebt, um in die »Kobra« zu kommen, und ausatmen, um die Haltung zu verlassen.

Das kann man so lernen und es funktioniert bei den meisten Menschen auch ganz gut. Jedoch sind diese Vorgaben nicht für alle Menschen optimal. So, wie die Menschen sich in vieler Hinsicht voneinander unterscheiden, so tun sie es auch darin, wie sie über den Atem an ihre Kraft kommen.

Einige Menschen öffnen einen festsitzenden Schraubverschluss, indem sie einatmen (und wahrscheinlich dann die Luft anhalten), andere, indem sie ausatmen. Das tut man, ohne darüber auch nur einen Gedanken zu verlieren; man atmet einfach ganz automatisch richtig. Es macht also Sinn, daran anzuknüpfen, wenn es beim Yogaüben darum geht, an die eigene Kraft zu kommen, um zum Beispiel das Gewicht des Oberkörpers gegen die Schwerkraft zu heben.

Individuelle Atemführung

Sie werden auf den Yogakarten selten genaue Angaben zur Atmung finden, aber immer wieder den Hinweis, Ihren eigenen Atemrhythmus zu beachten und für sich selbst zu entscheiden, wann Sie in einer Übung ein- oder ausatmen.

➤ Wenn Sie schon bestimmte Atemmuster zu den Übungen gelernt haben, probieren Sie auf jeden Fall auch mal das Gegenteil aus. Vielleicht geht es ja so viel leichter! Bleiben Sie dann in Ihrer Atemführung bei dem, was Ihnen das Üben erleichtert und was für Ihren Körper mehr Sinn macht! Denken Sie dran:

Atem und Bewegung verbinden

Menschen lassen sich auch in ihrem Atem nicht über einen Kamm scheren!

Die Nase ist zum Atmen da

➤ Im Yoga atmet man grundsätzlich immer durch die Nase (außer bei einigen speziellen Atemübungen). Zieht man die Atemluft durch die Nasengänge ein, dann wird diese dort gereinigt (zum Beispiel von Staub und Pollen), erwärmt und befeuchtet. Man könnte auch sagen, dass die Luft der »Außenwelt« den Bedingungen und Bedürfnissen unseres Innenraums – in diesem Fall der Atemwege und der Lungen – angepasst wird. Atmen wir durch den Mund ein, bleibt dieser Anpassungsvorgang aus!

Wenn wir durch die Nase einatmen, brauchen wir außerdem viel mehr Kraft, um die Luft einzusaugen, und zwar besonders, wenn wir uns gerade fordern. Das bewirkt, dass der Hauptatemmuskel – das Zwerchfell – kräftig arbeiten muss. Dadurch vertieft und intensiviert sich die Atmung, und das Zwerchfell wird in seiner Funktion gestärkt. So kann der Atem umfassender – das heißt raumgreifender – und entspannter werden. Er nährt uns besser.

Atembeobachtung beruhigt den Geist

Die Beobachtung des eigenen Atems ist eine weitverbreitete Methode, um den Geist ruhig werden zu lassen.

➤ Die Beobachtung des Atems gelingt nicht sofort. In der ersten Zeit wird der Atem sich immer wieder verändern, sobald Sie die Aufmerksamkeit auf ihn richten, oder der Geist wird abschweifen. Je öfter Sie es jedoch üben, desto mehr gewöhnt sich der Atem daran, beobachtet zu werden, und desto mehr lernt der Geist, mit seiner Aufmerksamkeit dabei zu bleiben.

In den Phasen, in denen der Geist dann nur noch den Atem beobachtet (also sonst nichts denkt), beginnt er mit dem Rhythmus des Atems zu schwingen. Das beruhigt ihn und hilft ihm, seine Energie nicht fortwährend zu zerstreuen, sondern zu sammeln und zu halten.

Gerade diese Sammlung hilft dem Geist, der im Alltag so viel gefordert ist, sich zu regenerieren und zu erfrischen. Und sie hilft uns, zu uns zu kommen und in uns zu ruhen. Das ist der Zustand des Yoga!

Auf dem Boden sitzen

Wir sitzen zwar oft den lieben langen Tag auf Stühlen, Sesseln, Autositzen – selten und nur ungern aber auf dem Boden, denn dort findet der Rücken keinen Halt, und man weiß oft auch nicht recht, wohin mit seinen Beinen.

Da der Yoga ja ursprünglich aus Indien kommt, wo die Menschen bis heute fast ausschließlich auf dem Boden sitzen oder hocken, ist diese Fähigkeit häufig als Ausgangshaltung gefragt (Karte 52).

➤ Wenn Sie nicht mehr bequem auf dem Boden sitzen können, dann werden Sie es wieder lernen. Probieren Sie am besten in einer gut ausgerüsteten Yogaschule die verschiedenen Sitzhilfen aus, die man für uns »Westler« entwickelt hat: runde und halbmondförmige Sitzkissen in verschiedenen Größen, Höhen und Härtegraden und Sitzbänkchen in unterschiedlicher Höhe (Seite 13).

➤ Entscheiden Sie sich für ein Bänkchen, wenn Sie Knieprobleme haben, wenn Ihre Beine nicht so gut durchblutet sind oder wenn Sie Mühe haben, im Sitz Ihren unteren Rücken aufzurichten. Tun die Fußrücken weh, legen Sie sich eine Decke unter. Wenn Sie gerne mit gekreuzten Beinen sitzen – im »Bequemen Sitz« oder Schneidersitz –, dürfen Sie sich ruhig etwas unter die Knie legen, wenn es denen dadurch besser geht.

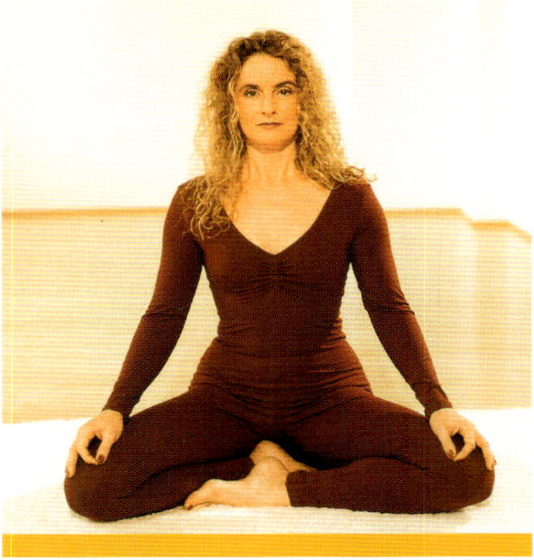

»Bequemer Sitz« mit gekreuzten Beinen.

➤ Wechseln Sie immer mal wieder Ihre Sitzhaltung. Legen Sie im Sitz mit gekreuzten Beinen immer mal wieder das ungewohnte Bein nach vorn.

➤ Lösen Sie den Sitz, wenn die Beine einschlafen oder Muskeln sich verkrampfen. Es gibt Tage, an denen das Sitzen leicht fällt, aber auch solche, an denen es etwas mühsamer ist. Achten Sie vor allem darauf, auch wenn Sie vollkommen regungslos sitzen, doch innerlich ganz gelöst zu bleiben.

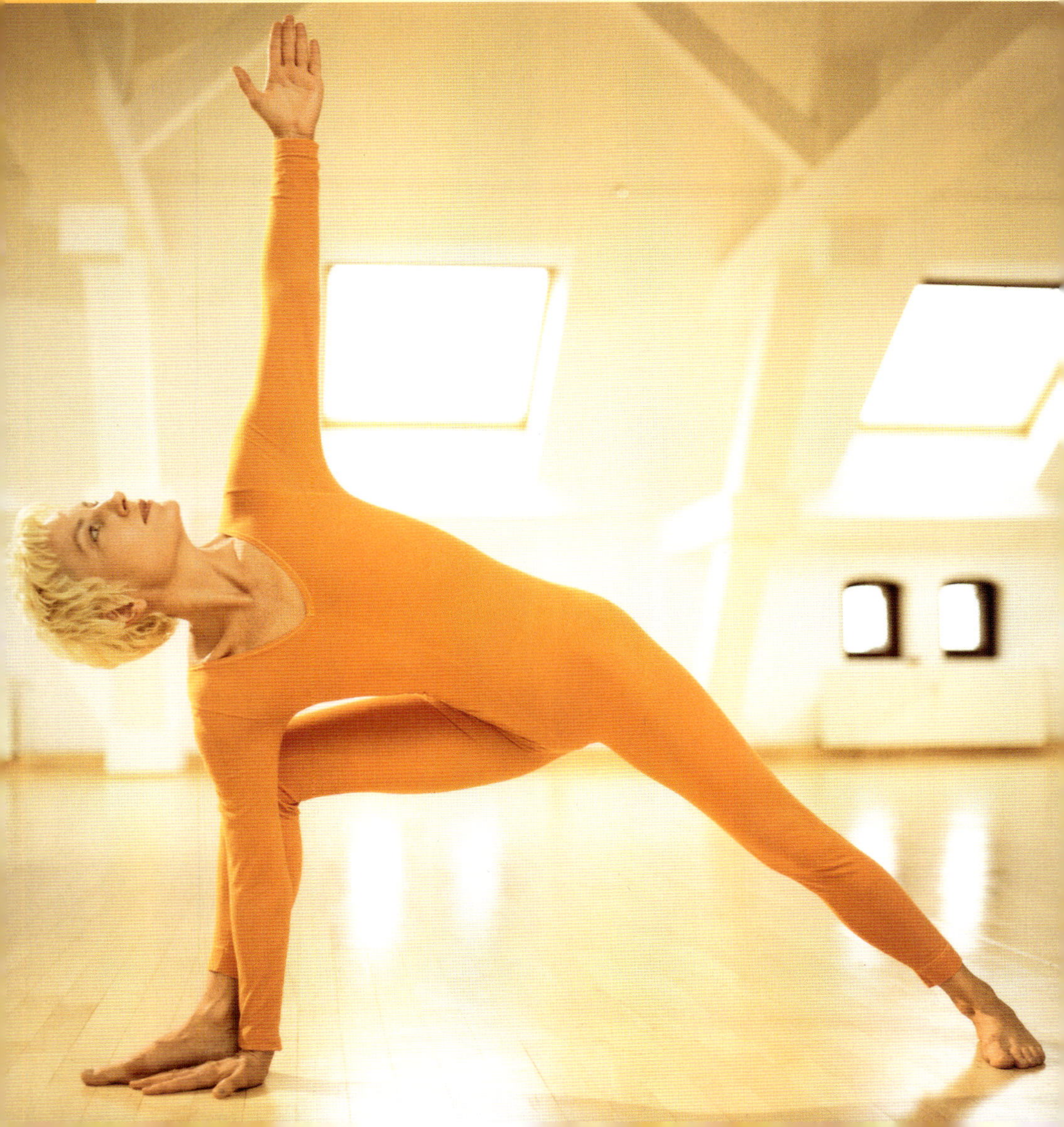

Üben mit der Yogabox

Die Pflicht ist geschafft – jetzt folgt die Kür: die Kunst, gute Übungsprogramme zusammenzustellen, für jede Gelegenheit und spezielle Bedürfnisse. Wie beim Kartenspiel hat es wenig Sinn, beliebige Karten auszulegen – sie müssen schon zueinander passen, sonst machen Sie keinen Stich.
Die 60 Yogakarten sind bereits in sechs Themenbereiche unterteilt, die Ihnen die Auswahl erleichtern werden. Darüber hinaus gibt es jedoch einige Regeln für die Übungspraxis zu beachten. Ich stelle zudem beispielhafte Übungsfolgen vor, die Ihnen den Einstieg erleichtern werden.

Lernen Sie, eine Yogasequenz zu entwickeln

Jede Übungspraxis sollte bestimmten Grundregeln folgen, damit Sie gleichermaßen effektiv und sicher üben. Die folgenden Kriterien geben Ihnen einen praktischen Leitfaden.

Die äußeren Bedingungen

Um eine Übungssequenz zu entwickeln, werden Sie sich zuerst der Bedingungen bewusst, unter denen Sie üben.

➤ Die Übungszeit: am Morgen, am Abend oder in der Mittagspause.

➤ Die Übungsdauer: 20 Minuten, 30 Minuten, 45 Minuten, 60 Minuten oder sogar 90 Minuten.

➤ Sind Sie geübt oder eher ungeübt beziehungsweise üben Sie ein vertrautes oder neues Programm?

➤ Der Ort, an dem Sie üben.

Passend zur Übungszeit

➤ Wenn Sie am **Morgen** üben, können Sie Ihr Programm recht dynamisch gestalten, um frisch und energiegeladen in den Tag zu starten. Beachten Sie allerdings, dass man morgens immer etwas steif ist und dass eventuell Ihr Kreislauf noch etwas instabil ist. Sehen Sie ein gutes Aufwärmprogramm vor, zum Beispiel mit Karte 2, 42 und 5. Und vermeiden Sie langes, stilles Stehen.

➤ Wenn Sie **abends** üben, brauchen Sie eventuell etwas länger, um abzuschalten und den Tag hinter sich zu lassen. Dabei helfen Übungen wie der Reinigungsatem und alle rhythmischen Bewegungsabläufe. Je nach Ihrem Blutdruck und Ihrem psychischen Druck sollte Ihr Abendprogramm variieren. Stehen Sie tagsüber unter hohem (Blut-)Druck, dann üben Sie alles, was entspannt und beruhigt. Sind Sie eher erschöpft und abgespannt und neigen außerdem zu einem niedrigen Blutdruck, dann üben Sie etwas, was Sie wieder etwas anregt, zum Beispiel Bewegungsabläufe und Umkehrhaltungen.

➤ Wenn Sie in der **Mittagspause** üben, richten Sie sich danach, was Sie den ganzen Vormittag über getan haben. Haben Sie viel gesessen, so wählen Sie Bewegungsabläufe und vitalisierende Standhaltungen. Sind Sie viel unterwegs gewesen, wählen Sie Übungen, die Ihnen helfen, wieder zur Ruhe zu kommen. Oder Sie gestalten einfach ein Programm, das Sie erfrischt und vorbereitet, den Rest des Tages gut durchzustehen.

Wärme ist wichtig

Unsere Muskulatur hat die Tendenz, sich in Wärme zu entspannen und bei Kälte (oder Zugluft) anzuspannen. Deshalb liegt die ideale Temperatur zum Üben eher über als unter 20 °C.

➤ Lüften Sie den Raum vor dem Üben. Wenn Sie sehr dynamisch oder kraftvoll üben, lassen Sie das Fenster ruhig offen. Zum Nachspüren aber schließen Sie es bei kühler Witterung, um Auskühlung zu vermeiden, und decken Sie sich in den Entspannungshaltungen zu.

➤ Wollen Sie intensive Dehnungen üben, zum Beispiel die Flankendehnung, die Vorbeugen oder die Winkelhaltung, dann achten Sie darauf, dass Ihr Übungsort warm ist.

➤ In Yogakreisen darf geschwitzt werden. Dieses Schwitzen wird immer auch als Reinigung betrachtet und als Hinweis, dass Sie intensiv dabei sind – mit innerem Feuer! Entsprechend sollte die Übungspraxis auch nicht das Gegenteil bewirken, nämlich, dass Ihnen kalt wird. Wenn Sie beim Üben auskühlen, ist die Praxis also zu sanft für Sie. Sie sollten immer das Gefühl nach dem Üben haben, wohlig durchwärmt und gut durchblutet zu sein.

Die Übungsdauer – oder: Weniger ist oft mehr

➤ Finden Sie für sich eine Übungsdauer heraus, die Sie wirklich realistisch in Ihren Tagesablauf integrieren können. Achten Sie darauf, in Ruhe üben zu können, also nicht in 20 Minuten durch ein volles Programm zu hetzen.

➤ Geben Sie sich immer Zeit, um auf Ihrer Yogamatte anzukommen und – im wahrsten Sinne des Wortes – zur Besinnung zu kommen. Dieses Ankommen ist das Tor zum achtsamen Üben. Und nur achtsames Üben bewirkt, dass wir eben auch achtsam und angemessen mit uns umgehen. Wenn wir uns eilen, ist immer die Gefahr da, dass wir uns durch Unachtsamkeit verletzen.

➤ Yogaübungen sind komplex und brauchen etwas Zeit. Sie wirken dann, wenn man anschließend nachspürt. In dieser kleinen Zeitspanne merkt man auch, ob sie einem gut tun oder variiert werden müssen.

➤ 20 Minuten Übungsdauer sind deshalb das Minimum, 3 Stunden sind das Maximum!

Lernen Sie, eine Yogasequenz zu entwickeln

Die Absicht

Ihre Absicht bestimmt den Rahmen und die Ausrichtung Ihres Übens.

➤ Der Beginn einer Übungsfolge soll Ihnen helfen, aus Ihrer momentanen (Alltags-)Situation in den energetischen »Raum des Yoga« einzutreten.

➤ Das Ende der Praxis soll Sie dorthin geleiten, wo Sie hinwollen: zum Beispiel wieder frisch aufgeladen zurück in den Alltag, in den Tag hinein oder in eine erholsame Nachtruhe.

Ein bestimmtes Thema

Wahrscheinlich hat Sie ein besonderes Problem zum Yoga geführt – etwa Rückenschmerzen, das Bedürfnis nach Entspannung und Ruhe, ein Mangel an Beweglichkeit, Kraft oder Vitalität. Das sind jedenfalls die Themen, die die meisten Yogaübenden interessieren.

➤ Die 60 beiliegenden Karten sind sechs großen Themenbereichen zugeordnet und entsprechend farbig markiert. Die Reihenfolge der Karten ist in der Regel so gewählt, dass mit den einfacheren Übungen begonnen wird und die komplexeren oder schwierigeren sich am Ende der Farbkategorie befinden. In der Reihe »Vitalisiert« sind jedoch die meisten Übungen und Haltungen recht anspruchsvoll, so dass immer Karten aus anderen Programmen zur Vorbereitung herangezogen werden sollten.

Vorbereitung und Ausgleichshaltungen

Gute Vorbereitung macht's leicht

Auf jeder Yogakarte werden eine oder mehrere Übungen genannt, die gut zur Vorbereitung des Asanas geeignet sind. Sie helfen Ihnen, anspruchsvollere Yogahaltungen richtig einzuleiten. Auch die Übungssequenzen ab Seite 38 sind so aufgebaut.

➤ Grundsätzlich gut geeignet zur Vorbereitung sind immer freie Dehnungen oder gedehnte Drehungen der Wirbelsäule (zum Beispiel Karten 53, 42 und 15). Sie helfen, den Brustkorb und die obere Wirbelsäule wieder beweglich zu machen, und entspannen die häufig vom langen Sitzen verkrampfte Muskulatur des unteren Rückens.

➤ Wenn Sie nur wenig Zeit haben (zum Beispiel 20 Minuten), dann machen Sie am besten zwei bis drei vorbereitende Übungen und nur ein bis zwei Asanas.

Nehmen Sie sich auch immer etwas Zeit fürs Nachspüren (Seite 19) – im Sitz, in der Rückenlage oder im Stand.

Das Prinzip der Ausgleichshaltung

Übungsreihen sind im modernen Yoga in der Regel so aufgebaut, dass vor allem nach anspruchsvolleren Asanas immer eine Ausgleichshaltung geübt wird. Entsprechende Hinweise finden Sie auch auf jeder Karte.

Ausgleichshaltungen dienen einerseits dazu, wie ihr Name schon sagt, das vorhergegangene Asana auszugleichen. Das ist zum Beispiel immer dann sinnvoll, wenn in ihm bestimmte Muskeln intensiv gedehnt wurden, wie etwa im »Schulterstand« (Karte 55) der untere Rücken. Würde man die Ausgleichshaltung nicht machen, hätte man wahrscheinlich in der Rückenlage unvermutet Schmerzen in der Lendengegend. Geht man aber gleich anschließend in die empfohlene Ausgleichshaltung – hier die »Schulterbrücke« – bleibt dieser Schmerz aus. Man bietet der gedehnten Muskulatur, die sich reflektorisch zusammenziehen will, eine bewusste und kontrollierte Kontraktion an, nach der sie sich dann entspannen kann.

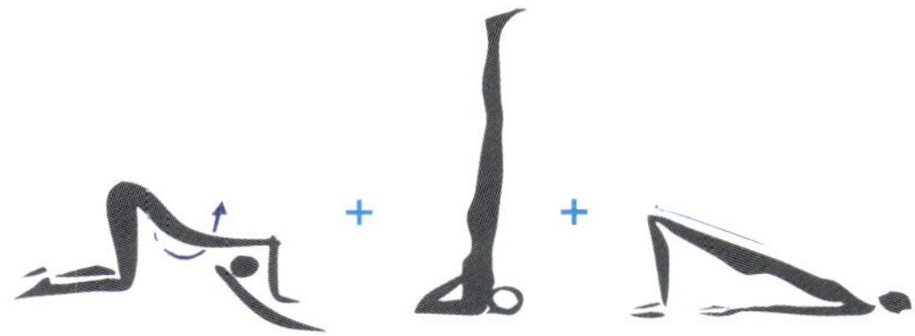

Beispiel für die Vorbereitung und Ausgleichshaltung eines Asanas.

Andererseits lässt sich eine durch Kontraktion ermüdete Muskulatur gleich anschließend optimal dehnen.

Finden Sie Ihre eigenen Vorbereitungen und Ausgleichshaltungen

➤ Auf den Karten werden Sie bei jedem Asana Vorschläge für seine Vorbereitung und seinen Ausgleich finden. Es kann jedoch sein, dass Ihr Körper mit ganz anderen Übungen rund um dieses Asana besser klarkommt. Üben Sie zunächst einige Male die vorgeschlagenen Reihenfolgen, aber versuchen Sie auch das, was für Sie persönlich Sinn macht. Schließlich sollten Sie ja der Experte/die Expertin für das Wohlbefinden Ihres Körpers sein – oder lernen, es zu werden.

Lernen Sie, eine Yogasequenz zu entwickeln

Yogaprogramme mit Wohlfühlfaktor

Vielleicht haben Sie ja auch gar kein spezielles Anliegen an Ihr Yogaprogramm, sondern möchten einfach nur üben, um sich etwas Gutes zu tun oder um Ihre Beweglichkeit und Ihr Wohlbefinden zu erhöhen.

➤ Wenn das der Fall ist, wählen Sie die Karten aus, die Sie – etwa von den Wirkungen her – am meisten ansprechen oder – auf gute Weise – herausfordern.

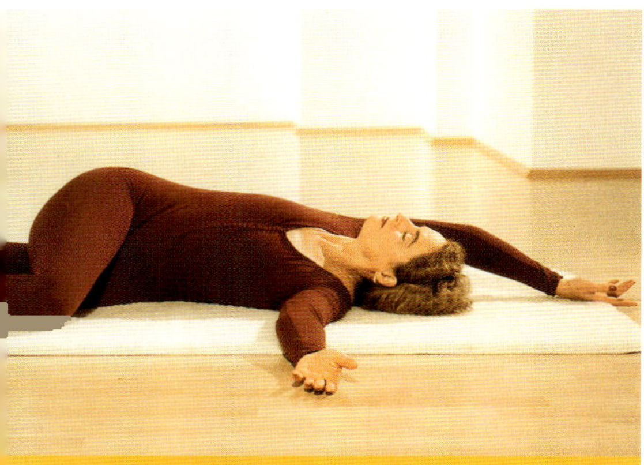

Lassen Sie sich ganz auf die Haltung ein, dann wirkt sie am besten.

➤ Wenn Sie entsprechende Programme selbst zusammenstellen, dann achten Sie darauf, dass Sie die sechs Kategorien gut mischen. Auf diese Weise werden Sie sich eine Übungsreihe kreieren können, die gleichermaßen Körper, Geist und Seele anspricht.

Je nach Ihrer Tagesverfassung können Sie den Akzent dann mehr auf das ausrichten, was Sie vitalisiert, was Ihre Muskeln entspannt oder Ihren Geist zur Ruhe kommen läßt.

Wiederholung gibt Sicherheit

Die 60 Yogakarten erlauben eine unvorstellbar große Variationsbreite, so dass Sie sich jeden Tag ein ganz neues und ganz anderes Programm zusammenstellen könnten. Erfreut wäre darüber aber nur der Geist, denn er liebt das Neue. Unser Körper jedoch ist ein »Gewohnheitstier«. Er liebt Wiederholungen, die ihm die Gelegenheit geben, sich in die ungewohnten Yogahaltungen einzufinden und die Anforderungen nach und nach zu integrieren.

➤ Üben Sie also wenigstens einige Haltungen über einen längeren Zeitraum hinweg; ideal sind etwa sechs Wochen.

In dieser Zeit werden Sie merken, wie Ihr Körper die Anforderungen meistert und ihm die Haltung oder Übung von Woche zu Woche leichter fällt. Variieren Sie anschließend das Übungsprogramm oder gestalten Sie es ganz neu.

Lieblingsübung – Schattenübung

Jeder Mensch erfährt die Übungen auf seine Weise. Was manchen von uns ganz leicht fällt, ist für andere anstrengend oder schwierig zu meistern. Das hängt einerseits mit solchen Faktoren wie Konstitution und Körperbau zusammen, andererseits mit unseren Vorlieben und Abneigungen.

Vorlieben und Abneigungen sind jedoch anerzogen oder erlernt. Wenn wir uns immer nur an ihnen ausrichten würden, könnten wir nie etwas Neues entdecken und uns in dem Neuen selbst neu entdecken!

Vielleicht haben Sie ja schon mal eine Übung ausprobiert, gegen die Sie eigentlich eine Abneigung hatten, weil Sie dachten, dass Sie sie nicht können oder dass sie zu anstrengend für Sie sei – und Sie haben dann festgestellt, dass sie sich in der Realität des Übens ganz anders anfühlt, als Sie vorher dachten.

Jeder, der Yogahaltungen übt, kennt nach einer Weile seine persönlichen Schattenübungen. Im Gruppenunterricht lassen sie sich wahrscheinlich nicht immer vermeiden, aber wenn Sie Ihr Programm selbst zusammenstellen, könnten Sie eine solche »Schattenkarte« gleich nach hinten sortieren – und alle Lieblingsübungen nach vorn.

➤ Ich rate Ihnen jedoch, die Gelegenheit wahrzunehmen, sich in den »Schattenübungen« immer wieder neu zu erfahren. Das Erleben der eigenen Widerstände ist oft sehr lehrreich, denn sie sind natürlich nicht nur auf den Yoga bezogen. Meiden Sie vielleicht alles Anstrengende? Oder muss im Gegenteil alles richtig anstrengend sein, damit Sie es gut finden – und Sie meiden alles, was nach »Kuschelyoga« aussieht?

Eine gute Haltung gegenüber der Yogapraxis ist eine gewisse Gelassenheit und Neutralität. Lassen Sie sich auf die unterschiedlichen Herausforderungen ein, beobachten Sie, was sie mit Ihnen machen. Bringen Sie so Licht und Leben in Bereiche Ihres Potenzials, die noch im Schatten liegen!

Übungsprogramme

Es folgen nun Beispiele für Übungsprogramme, thematisch orientiert an den Kartenrubriken. Sie werden sehen, dass die Asanas nicht ausschließlich aus einer Rubrik stammen. Denn um runde, ausgewogene Übungsprogramme zu entwickeln, sind immer auch andere Asanas und Übungen notwendig. Schließlich wirkt jedes Asana in der Regel vielfältig auf verschiedenen Ebenen.

Entspannt die Muskeln

Dieses Programm soll Ihnen helfen, nach einem langen, anstrengenden Tag, einer langen Reise oder in einer Zeit, wenn Sie sehr gefordert sind, körperliche Anspannung zu mildern. Es spricht alle großen Muskelgruppen an, die üblicherweise zu Verspannungen neigen.

➤ Dauer: etwa 20 Minuten

Die Zahlen in Klammern verweisen auf die entsprechenden Karten.

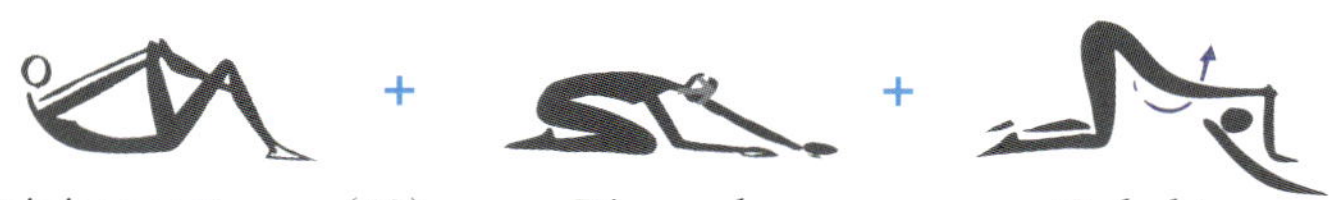

Reinigungsatmung (49) + *Diagonale Dehnung (2)* + *Gedrehte Dehnung (42)*

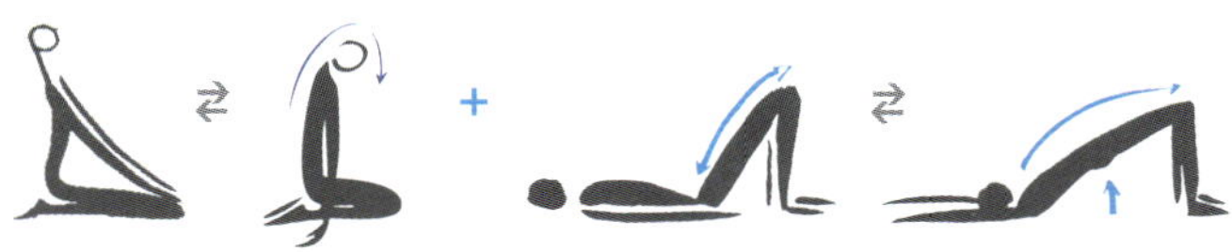

Katze im Sitzen (4) + *Schulterbrücken-Ablauf (5)*

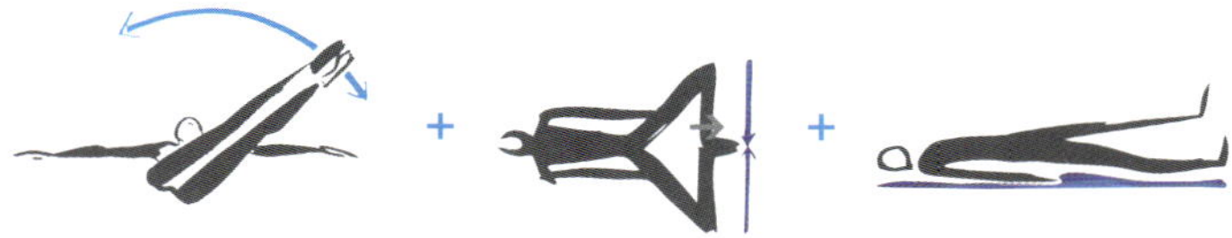

Dynamisches Krokodil (24) + *Geschlossener Winkel, Variante (9)* + *Nachspüren in der Totenhaltung (51)*

Gut für den Rücken

Dieser Ablauf hilft, die Wirbelsäule zu mobilisieren und den Rücken vom Kreuzbein bis zur Halswirbelsäule beweglicher zu machen. Zugleich wird die Kraft in der Muskulatur aufgebaut, welche die Wirbelsäule aufrichtet und hält. Ideal bei vielen Rückenbeschwerden – bitte beachten Sie aber die Hinweise auf Seite 11 und auf den Karten!

➤ Dauer: etwa 20 Minuten

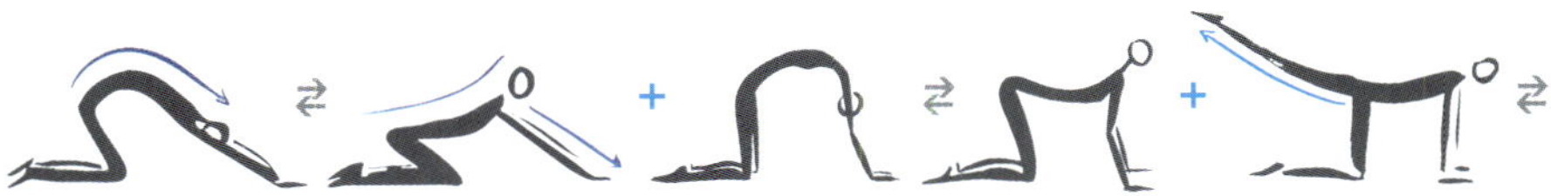

Wirbelsäule wie eine Welle bewegen (12) · *Katze (13)* · *Katze streckt ihr Bein (14) …*

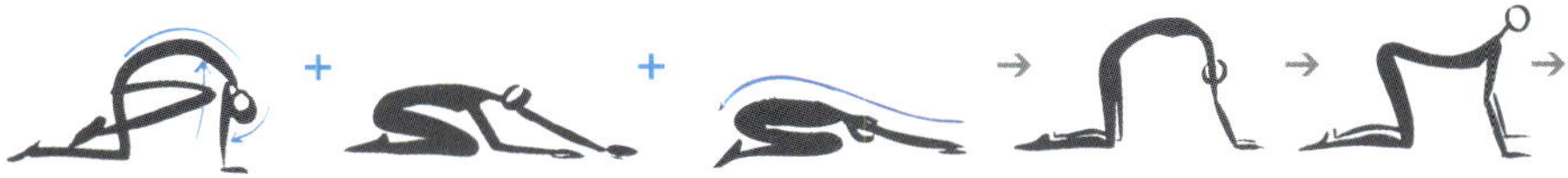

… Katze streckt ihr Bein (14) · *Diagonale Dehnung (2)* · *Katze-Hund-Ablauf (15) …*

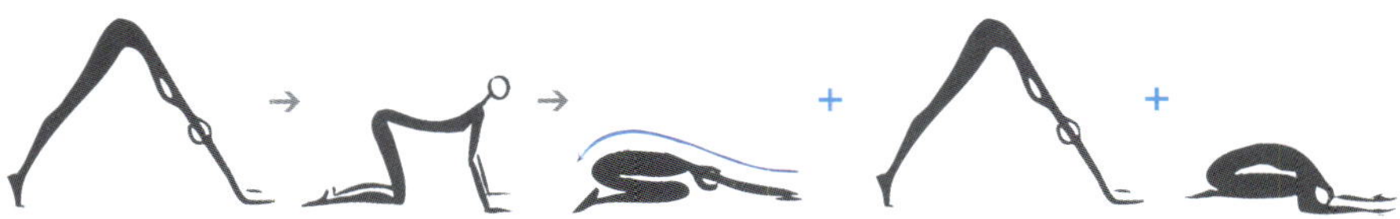

… Katze-Hund-Ablauf (15) · *Hund (16)* · *Yoga mudra (53)*

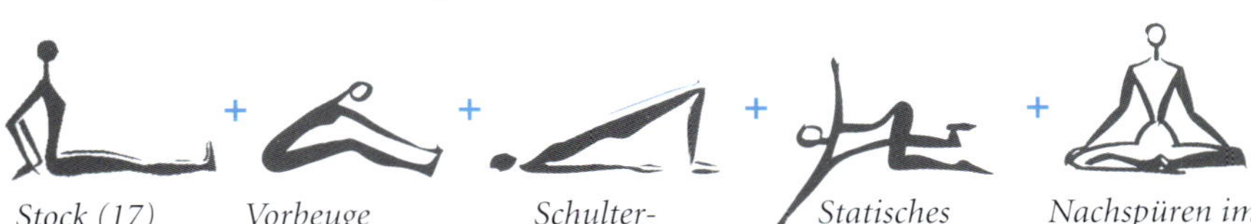

Stock (17) · *Vorbeuge im Sitz (26)* · *Schulterbrücke (18)* · *Statisches Krokodil (21)* · *Nachspüren im aufrechten Sitz (52)*

Hilft der Verdauung

Ein Übungsprogramm mit Asanas, die sich erfahrungsgemäß besonders gut eignen, die Verdauung anzuregen und Verstopfung vorzubeugen. Dazu trägt auch die vertiefte Atmung bei. Darüber hinaus wird die Bauchmuskulatur aktiviert und gestärkt.

➤ Dauer: etwa 20 Minuten

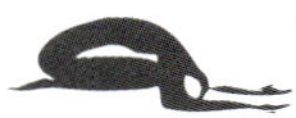

Yoga mudra (53)

+

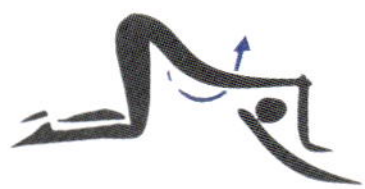

Gedrehte Dehnung (42)

+

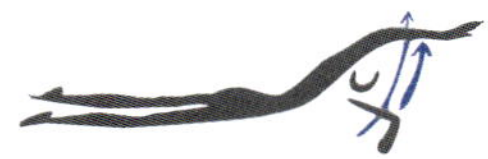

Gedrehte Kobra (44)

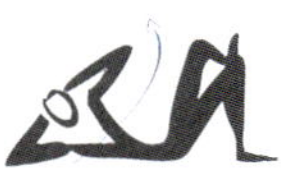

Gedrehtes Boot (23)

+

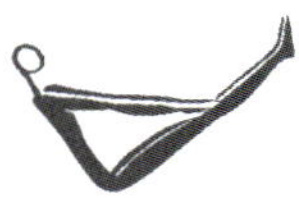

Boot (25)

+

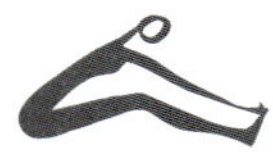

Vorbeuge im Sitz (26)

+

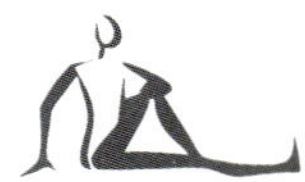

Drehsitz-Variante (28)

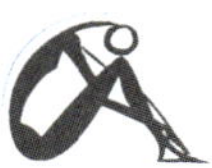

Yoga-mudra-Variante (53)

+

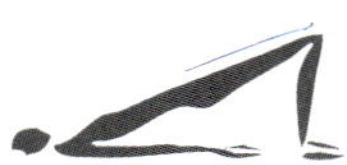

Schulterbrücke (18)

+

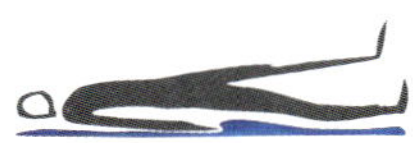

Nachspüren in der Totenhaltung (51)

Vitalisiert insgesamt

Morgens oder abends nach einem ermüdenden Tag helfen diese Asanas, Ihre Lebensgeister wieder zu aktivieren.

Außerdem können Sie mit dieser Übungssequenz Ihren gesamten Körper kräftigen, den Atem vertiefen und den Kreislauf anregen.

➤ Dauer: etwa 30 Minuten

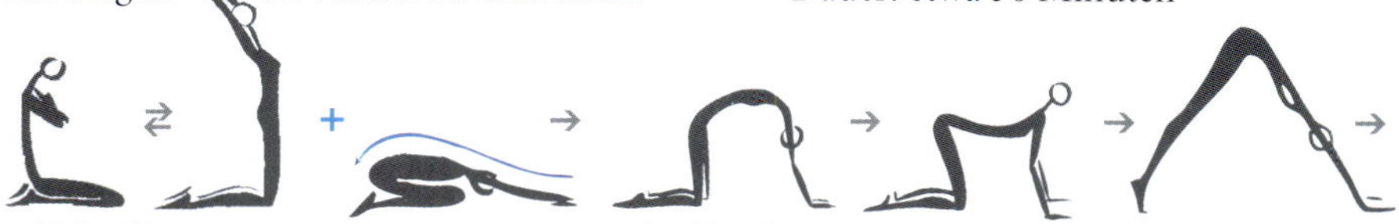

Sich öffnen und schließen (41) — *Katze-Hund-Ablauf (15) …*

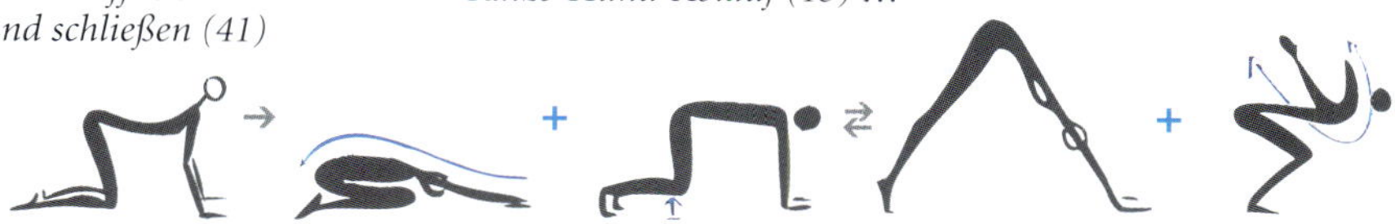

… Katze-Hund-Ablauf (15) — *Krafthaltung im Vierfüßlerstand (30) und Hund (16) – im Wechsel* — *Kraftvolle Haltung, Variante Adler (34)*

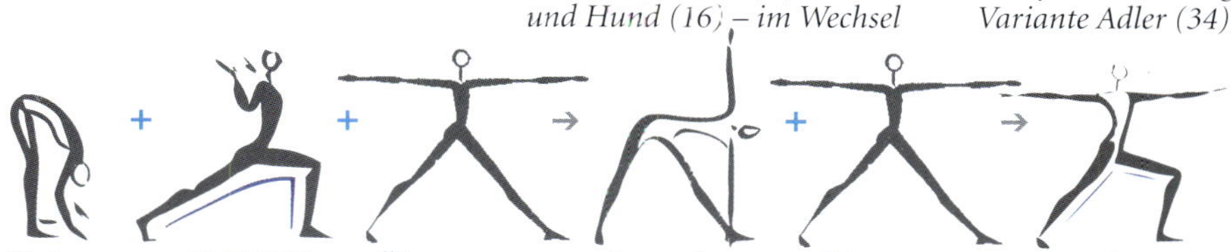

Vorbeuge im Stand (56) — *Held (35)* — *Übergang* — *Gestrecktes Dreieck (37)* — *Übergang* — *Bogenschütze (36)*

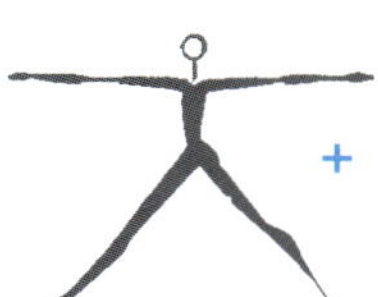

Held bis Bogenschütze in die Gegenrichtung wiederholen.

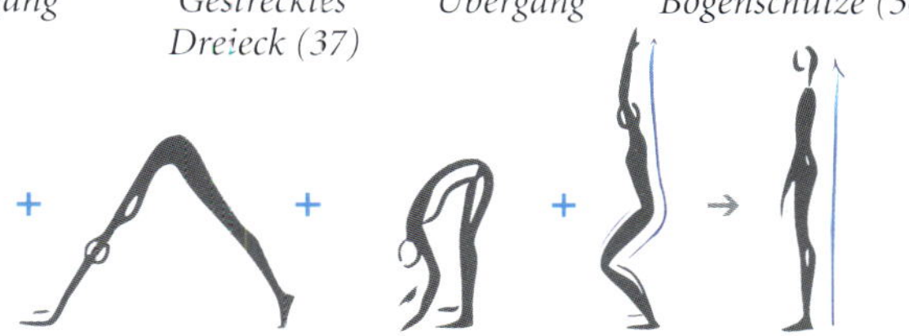

Hund (16) — *Vorbeuge im Stand (56)* — *Kraftvolle Haltung (34)* — *Stand (22)*

Übungsprogramme

Stärkt die Atemkraft

Mit diesem Übungsprogramm laden Sie Ihren Atem ein, wieder in alle seine Atemräume zu strömen, so dass er Sie kraftvoll von innen zu beleben vermag.

Wählen Sie dieses Programm, wenn Sie sich tatsächlich – oder im übertragenen Sinne – außer Atem fühlen! Bei Stress und Alltagshektik hilft es, wieder »runterzukommen« und Energie zu tanken.

➤ Dauer: etwa 20 Minuten

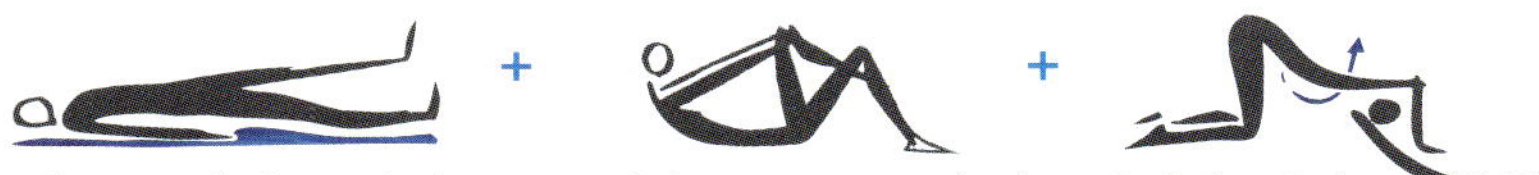

In der Totenhaltung (51) den Atem wahrnehmen + *Reinigungsatmung (49)* + *Gedrehte Dehnung (42)*

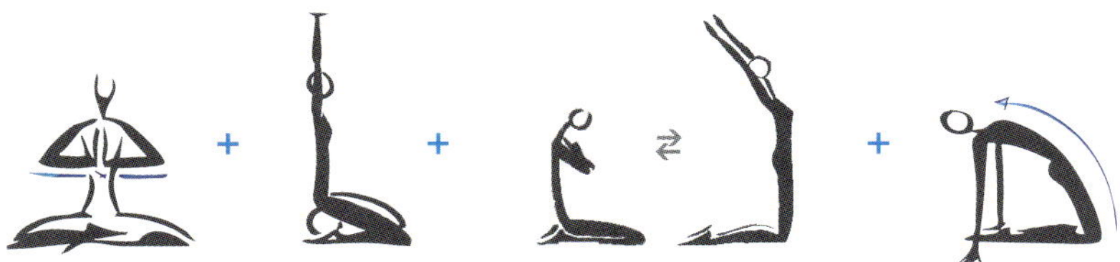

Grußhaltung (45) + *Weite im Brustraum (46)* + *Sich öffnen und schließen (41)* + *Kamel (48)*

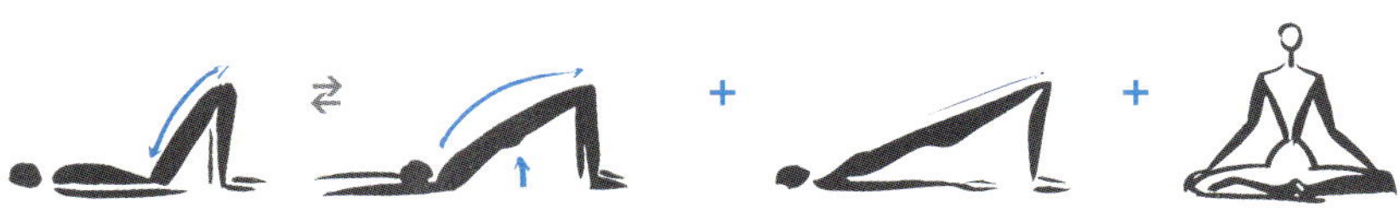

Schulterbrücken-Ablauf (5) + *Schulterbrücke (18)* + *Atmung mit Reibelaut (50)*

Beruhigt den Geist

In diesem Übungsprogramm finden Sie Körper-, Atem- und Konzentrationsübungen, die Ihnen helfen werden, Ihren Geist wieder zu sammeln, zu sich zu kommen und am Ende eines Tages still zu werden. Wenn Sie unter Schlafproblemen leiden, können Sie diese Sequenz vor dem Zubettgehen üben.

➤ Dauer: etwa 30 Minuten

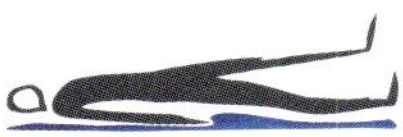

Totenhaltung (51)

\+

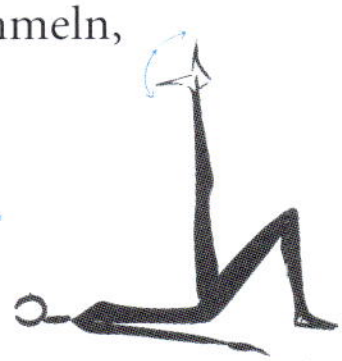

Venenpumpe (54)

\+

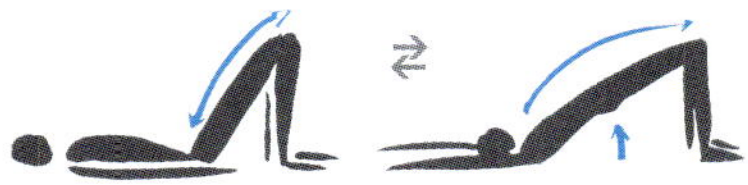

Schulterbrücken-Ablauf (5)

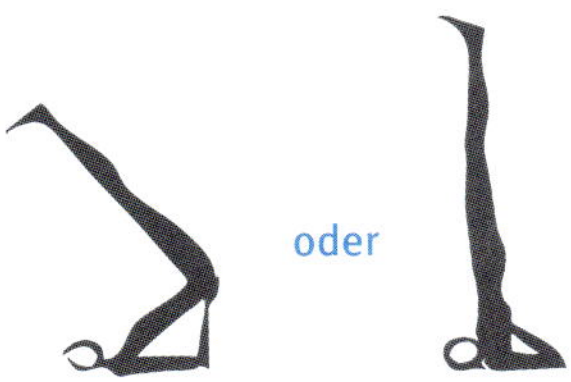

Schulterstand (55)

\+

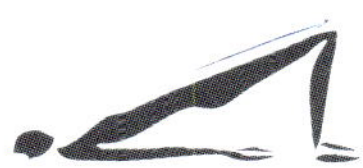

Schulterbrücke (18)

\+

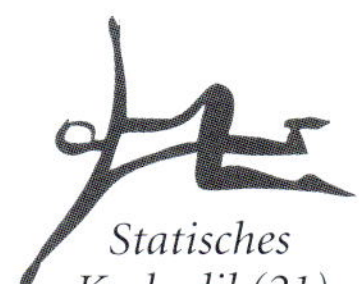

Statisches Krokodil (21)

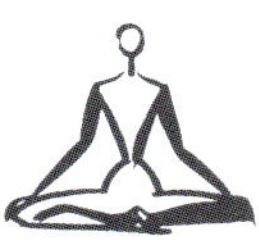

Aufrechter, bequemer Sitz (52)

\+

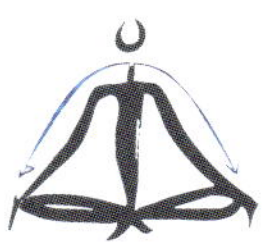

Energielenkung über die Arme (59)

\+

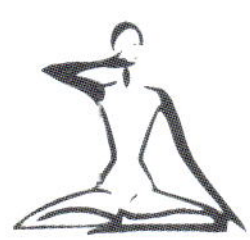

Wechselatmung (58)

\+

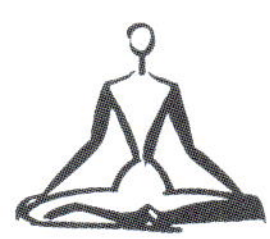

Aufrechter Sitz (52), Ruhe und Meditation

Zum Nachschlagen

Die Übungen und Asanas von A bis Z

Die Zahlen verweisen auf die Kartennummern.

Sanskritnamen der Asanas

Die Zahlen verweisen auf die Kartennummern.

Sachregister

Die Zahlen verweisen auf die Seiten im Begleitbuch.

Register, Bücher und Adressen

Bücher von Anna Trökes bei GU

Das große Yoga-Buch, München 2000

Yoga-Mehr Energie und Ruhe (mit Audio-CD), München 2002

Yoga-Kraft für die Seele (mit Audio-CD), München 2005

Yoga für Rücken, Schulter und Nacken, München 2006

Yoga zum Entspannen (mit Audio-CD), München 2006

Yoga-Fitness (mit Audio-CD), München 2006

Das Yoga-Gesundheitsbuch— Mit Yoga und Ayurveda ge zielt Beschwerden heilen (zusammen mit Dr. med. Detlef Grunert), München 2007

Beckenboden-Training bei GU

Irene Lang-Reeves/Dr. med Thomas Villinger: Becken boden–Das Training für mehr Energie (mit Audio-CD), München 2002

Adressen, die weiterhelfen

Anna Trökes
E-Mail: anna@prana-yogaschule.de
Internet: www.prana-yogaschule.de

➤ Hier erfahren Sie, wo Sie in Ihrer Nähe qualifizierte YogalehrerInnen finden:

Berufsverband der Yogalehrenden in Deutschland (BDY)
Jüdenstraße 37
37073 Göttingen
E-Mail: info@yoga.de *oder* info@bdy.de.
Internet: www.yoga.de *oder* www.bdy.de

Berufsverband der BKS Iyengar®-Yoga-Vereinigung Deutschland
Pappelallee 24
D–10437 Berlin
E-Mail: info@iyengar-yoga-deutschland.de
Internet: www.iyengar-yoga-deutschland.de

Schweizer Yoga-Gesellschaft
Sekretariat SYG
Aarbergergasse 21
CH–3011 Bern
E-Mail: info@syg.ch
Internet: www.syg.ch

➤ Matten, Sitzbänkchen und Blöcke können Sie bei folgender Adresse bestellen:

Bausinger GmbH
Gottlieb-Daimler-Str.2
72479 Straßberg
E-Mail: info@bausinger.de.
Internet: www.bausinger.de

Über die Autorin

Anna Trökes, Jahrgang 1952, ist eine der profiliertesten Yogalehrerinnen. Sie unterrichtet seit 1974, hat eine eigene Yogaschule in Berlin und lehrt seit 1983 innerhalb der Yogalehrerausbildung des Berufsverbandes der Yogalehrenden in Deutschland (BDY) und anderer europäischer Verbände. Sie leitet die Studiengänge der » TRIKA-Akademie für Hatha-Yoga-ganzheitliches-Yoga-Lehrausbild ung « in Berlin. Als Rükkenschulleiterin und Heilpraktikerin ausgebildet, integriert Anna Trökes dieses Wissen in die Gestaltung ihres Yogaunterrichts.

Impressum

Wichtiger Hinweis

Die Inhalte der vorliegenden Yogakarten mit Begleitbuch haben sich in der Praxis bewährt. Alle Leserinnen und Leser sind jedoch aufgefordert, selbst zu entscheiden, ob und inwieweit sie Übungsanleitungen und Anregungen umsetzen wollen. Autorin und Verlag übernehmen keine Haftung für die Resultate. Führen Sie alle Übungen immer im Rahmen Ihrer Beweglichkeit aus, erzwingen Sie nichts.

Bildnachweis

Alle Übungsfotos: GU (Andreas Hosch)
Seite 7: AKG-photo

Illustrationen: Nike Schenkl, Caputh

GRÄFE UND UNZER

Ein Unternehmen der
GANSKE VERLAGSGRUPPE

Impressum

Redaktion: Ilona Daiker
Lektorat & Gestaltung: Felicitas Holdau
Gestaltung Box, Umschlaggestaltung Begleitbuch, Layout Übungskarten: Parzhuber & Partner, München
Herstellung: Markus Plötz
Lithos: W & Co., München
Printed in China;

ISBN 978-3-7742-6086-3

6. Auflage 2008

DAS ORIGINAL MIT GARANTIE GU

Unsere Garantie

Alle Informationen in diesem Ratgeber sind sorgfältig und gewissenhaft geprüft. Sollte dennoch einmal ein Fehler enthalten sein, schicken Sie uns das Buch mit dem entsprechenden Hinweis an unseren Leserservice zurück. Wir tauschen Ihnen den GU-Ratgeber gegen einen anderen zum gleichen oder ähnlichen Thema um.

Liebe Leserin und lieber Leser,

wir freuen uns, dass Sie sich für ein GU-Buch entschieden haben. Mit Ihrem Kauf setzen Sie auf die Qualität, Kompetenz und Aktualität unserer Ratgeber. Dafür sagen wir Danke! Wir wollen als führender Ratgeberverlag noch besser werden. Daher ist uns Ihre Meinung wichtig. Bitte senden Sie uns Ihre Anregungen, Ihre Kritik oder Ihr Lob zu unseren Büchern. Haben Sie Fragen oder benötigen Sie weiteren Rat zum Thema? Wir freuen uns auf Ihre Nachricht!

Wir sind für Sie da!
Montag – Donnerstag: 8.00 – 18.00 Uhr;
Freitag: 8.00 – 16.00 Uhr
Tel.: 0180-5 00 50 54*
Fax: 0180-5 01 20 54*
E-Mail:
leserservice@graefe-und-unzer.de

*(0,14 €/Min. aus dem dt. Festnetz/ Mobilfunkpreise können abweichen.)

P.S.: Wollen Sie noch mehr Aktuelles von GU wissen, dann abonnieren Sie doch unseren kostenlosen GU-Online-Newsletter und/oder unsere kostenlosen Kundenmagazine.

GRÄFE UND UNZER VERLAG
Leserservice
Postfach 86 03 13
81630 München